Ariane Willikonsky

ÜBUNGEN FÜR DEN LAUT »K«

Lautdifferenzierung
Lautanbahnung
Lautstabilisierung

FON
FACHVERLAG

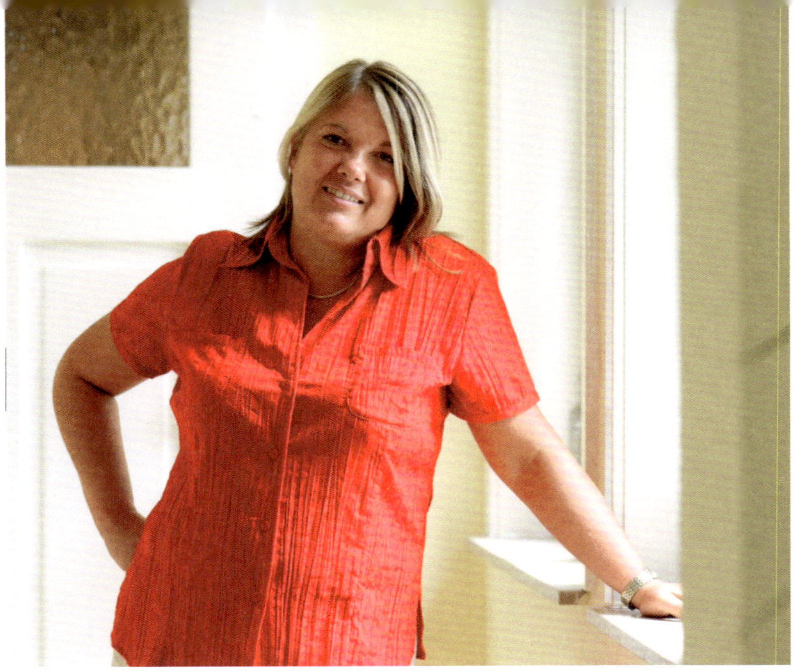

Liebe Eltern, liebe ErzieherInnen, liebe TherapeutInnen,

die Bildung des Lautes K bereitet vielen Kindern im Vorschulalter noch Probleme. Sie lassen ihn aus oder ersetzen ihn z.B. durch T.

Die vorliegende Übungsmappe soll den Kindern den Erwerb des Lautes K spielerisch erleichtern. Die Übungen eignen sich zum Einsatz in der Sprachtherapie, im Kindergarten, z.B. im Vorschulunterricht oder zur Unterstützung des Lese- und Schreiberwerbs in der Grundschule. Sie sind aber leicht umsetzbar und können daher auch Zuhause den Lauterwerb unterstützen. Keinesfalls können sie jedoch bei einer Sprachentwicklungsverzögerung eine logopädische Behandlung ersetzen sondern diese allenfalls ergänzen.

Dies ist ein praktisches Übungsheft für Kinder, daher habe ich auf Fachtermini verzichtet. Die wichtigsten Hinweise für Eltern, Pädagogen und Therapeuten finden Sie aber in Kurzform jeweils unterhalb der Übung bei der Zielangabe.

Bei Fragen und Anliegen, können Sie sich jederzeit auch persönlich an mich wenden.

Ich wünsche allen Kindern viel Freude beim Spielen und allen Eltern, LehrerInnen, ErzieherInnen und TherapeutInnen einen großen Lehrerfolg. Das vorliegende Arbeitsmaterial möge Sie in Ihrer Arbeit unterstützen.

Herzliche Grüße
Ariane Willikonsky

Die Autorin ist wie folgt erreichbar:

FON Institut
Marktplatz 3
70372 Stuttgart
Telefon: 0711 8826888
www.foninstitut.de
info@foninstitut.de

Inhalt

Informationen zur K-Lautbildung

Die Artikulation des Konsonanten **K** bereitet Kindern im Vorschulalter häufig noch Probleme. In der Fachsprache werden diese Schwierigkeiten bei der Lautbildung Kappazismus genannt. Der Laut **K** wird hierbei häufig durch **T** ersetzt.

Beispiele

1. **Auslassungen**
   Rawatte statt Krawatte
2. **Lautvertauschung**
   Tinderdarten, statt
   Kindergarten
   Trotodil, statt Krokodil
   Hetse statt Hexe.
3. **Fehlbildungen**
   Der Laut klingt nicht korrekt.

Bis zum 4. Lebensjahr entspricht dies der ganz normalen Sprachentwicklung und ist kein Anlass zur Beunruhigung. Wichtig ist zu diesem Zeit nur, dass das Kind in der Lage ist, den Laut **K** von anderen Lauten z.B. dem **T** zu unterscheiden. Bis zum 5. Lebensjahr sollte das Kind dann spätestens in der Lage sein, den Laut fehlerfrei auszusprechen. Es sollte daher ein Logopäde hinzugezogen werden, wenn Probleme bei der Lautdifferenzierung auftreten, oder das Kind den Laut **K** mit 4,5 Jahren noch fehlbildet.

Aufbau der Übungsmappe

Die Spiele und Übungen sind chronologisch aufgebaut. Begonnen wird mit der Identifizierung und Erkennung des Lautes im Wort, dann wird an der Differenzierung zu anderen Lauten gearbeitet. Im Anschluss daran finden Sie Übungen zur Lautanbahnung. Die Stabilisierung erfolgt von der Laut- über die Silben- zur Wortebene.
Hier wird zunächst das **K** einzeln und im Anlaut geübt, dann im Inlaut und zuletzt im Auslaut.
Es folgen Übungen mit **K**-Lautverbindungen, so zum Beispiel die Lautverbindung /Kl/und /Kr/ sowie die Lautverbindungen /kw/ und /ks/ die in der deutschen Schriftsprache als Q und X vorkommen. Nun wird an der Übertragung der korrekten Lautbildung auf die Satzebene bis hin zur Textebene gearbeitet. Letztlich erfolgt dann durch alltagsbezogenes Üben der Transfer der korrekten Lautbildung in die Spontansprache.

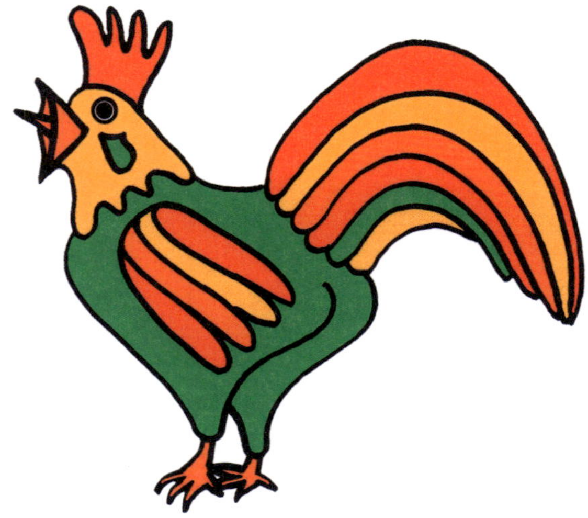

Kleiner K-Test

Übungsanleitung

Bitte sage mir, was du auf den Bildern siehst.

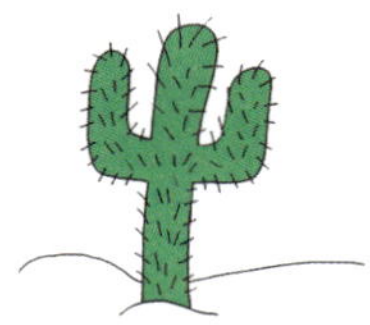
Kaktus

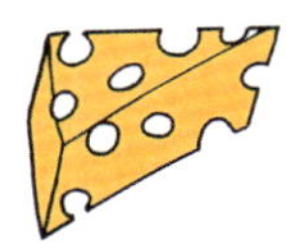
Käse

Kasper

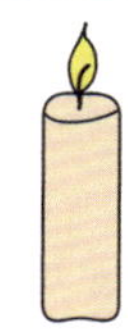
Kerze

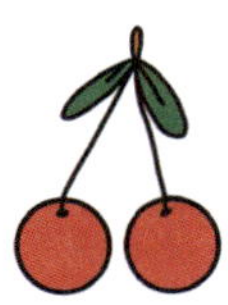
Kirschen

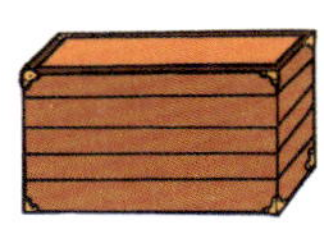
Kiste

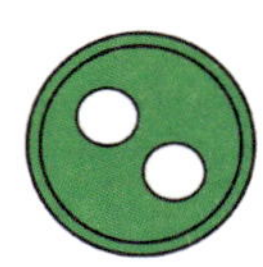
Knopf

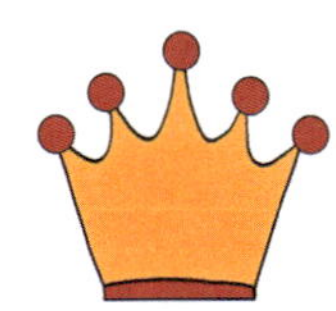
Krone

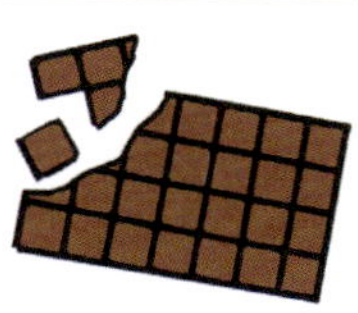
Schokolade

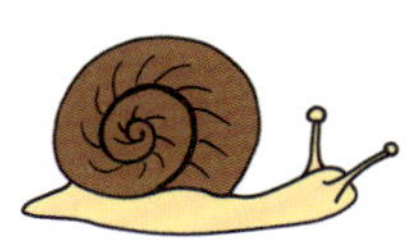
Schnecke

Hexe

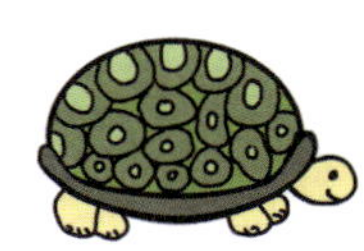
Schildkröte

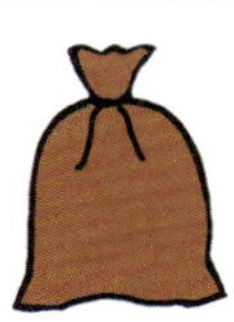
Sack

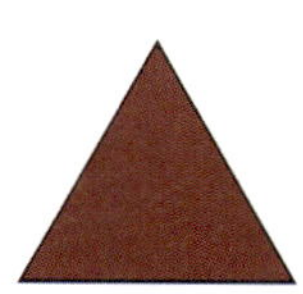
Dreieck

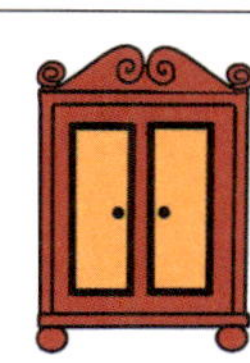
Schrank

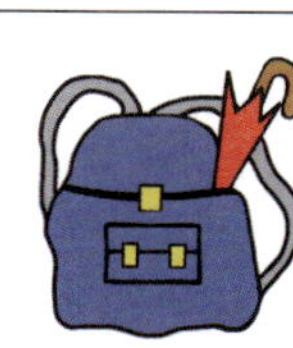
Rucksack

Übungsziel

Der kleine **K**-Test soll Ihnen zeigen ob und wann das Kind Schwierigkeiten mit der **K**-Bildung hat. Zunächst finden Sie Gegenstände die mit einem **K** beginnen, dann steht das **K** im Inlaut, Auslaut und in Verbindung mit einem Konsonant.
Übungsworte: Kaktus, Käse, Kasper, Kerze, Kirschen, Kiste, Knopf, Krone, Schokolade, Schnecke, Hexe, Schildkröte, Sack, Dreieck, Schrank, Rucksack.

K-Hörgeschichte

Übungsanleitung

Das ist der schlaue Hahn Kicki. Er liebt es sehr wenn es knackt **K**.
Ich lese dir nun eine Geschichte vor.

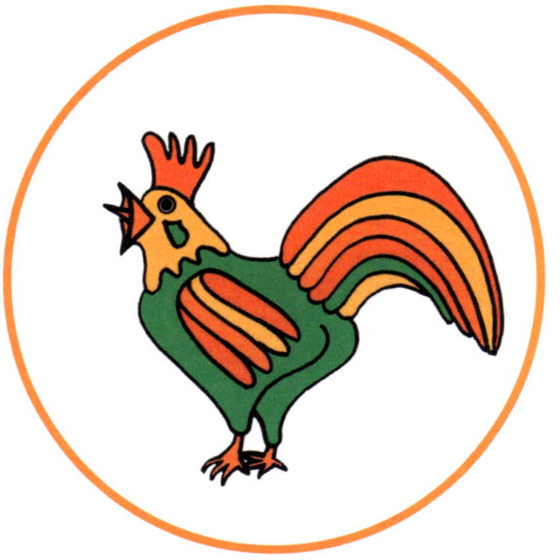

Kicki liebt das **K**

Hallo, ich bin der Hahn Kicki und wohne in Kärnten auf dem Bauernhof von Familie Kirchner. Meine Name beginnt mit **K**. Das **K** knackt, darum mag ich es besonders gern. Auf dem Bauernhof kann ich oft ein **K** hören. Ich höre es wenn der Specht an den Baum klopft **k-k-k**. Oder wenn Bauer Kirchner Holz hackt **k-k-k**. Oder wenn er ein Feuer macht und das Holz knackt **k-k-k**. Kannst du auch einmal so ein Knack-geräusch machen? Fällt dir vielleicht auch eine Situation ein, in der Du ein **K** hören kannst? Viele **K** hört man auch, wenn ich am Morgen laut krähe: **k**i**k**eri**k**i".

Übungsziel

Ziel dieser Übung ist die Lautwahrnehmung. Das Kind lernt den Laut **K** als Phänomen kennen. Lesen Sie dem Kind die Geschichte vor und betonen Sie dabei ganz besonders das **K**. Wenn das Kind von selbst mit spricht, geht es hier aber noch nicht um eine korrekte Aussprache. Daher korrigieren Sie bei dieser Übung bitte nicht.

Kickis Freunde auf dem Bauernhof

Übungsanleitung

In Kärnten auf einem großen Bauernhof von Familie Kirchner wohnen Kicki und seine Freunde. Alle Tiere von Bauer Kirchner erkennst du daran, dass sie ein Knacken im Namen haben **K**. Ich lese dir nun die Namen der Tiere unten vor und du sagst mir ob du ein Knacken im Namen hörst oder nicht.

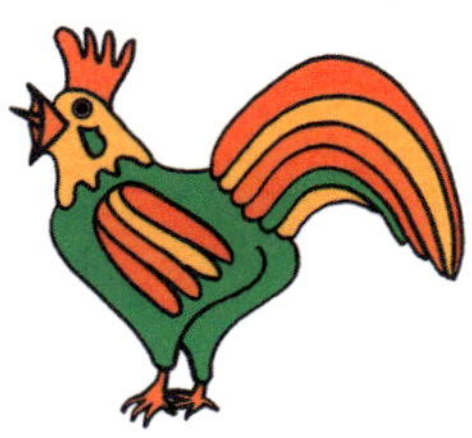

Kicki

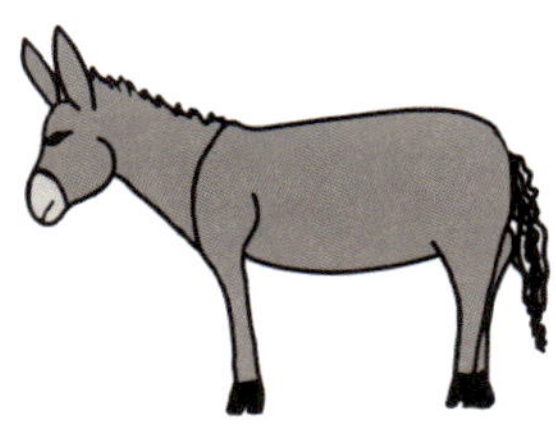

Lotti

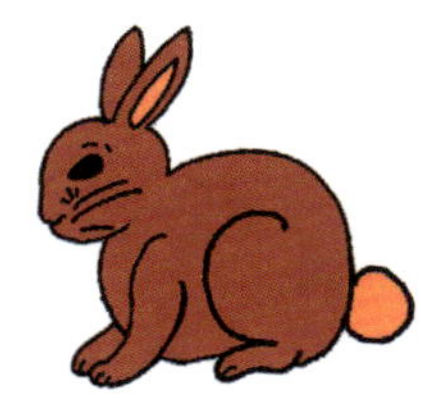

Mucki

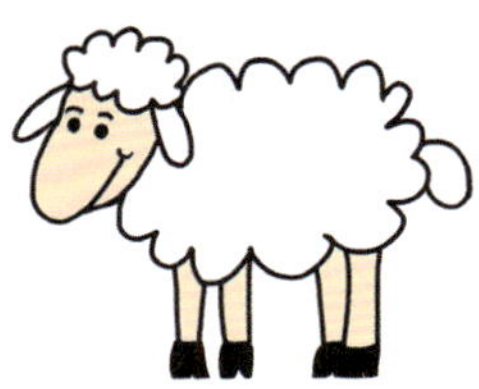

Mäcki

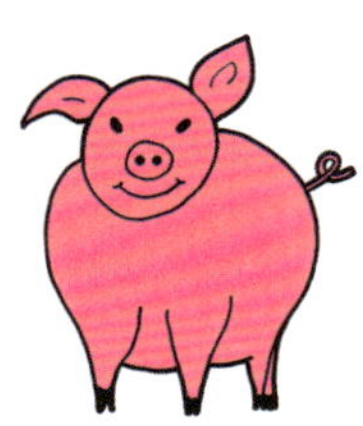

Rudi

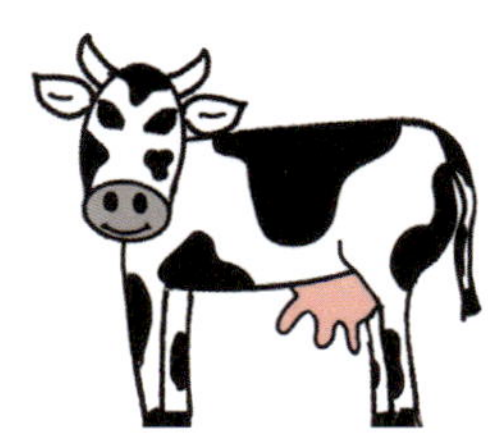

Leni

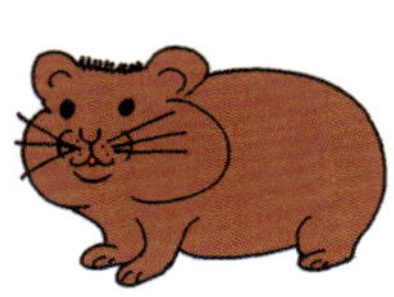

Dicki

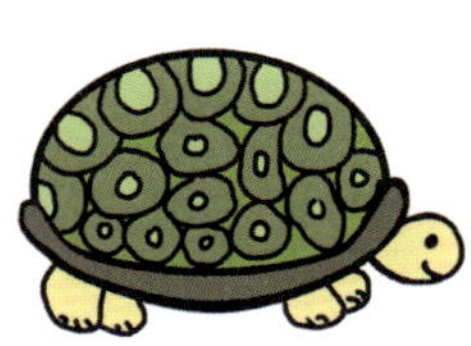

Lami

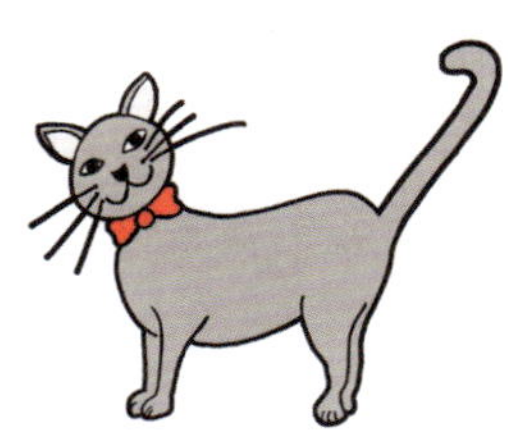

Micki

Übungsziel

Das Ziel dieser Übung ist die Erkennung des Lautes **K** in Nichtwörtern.
Sprechen Sie beim Lesen der Namen ein sehr deutliches **K**.

K-Minimalpaare

Übungsanleitung

Ich sage ein Wort und du zeigst auf das entsprechende Bild unten.

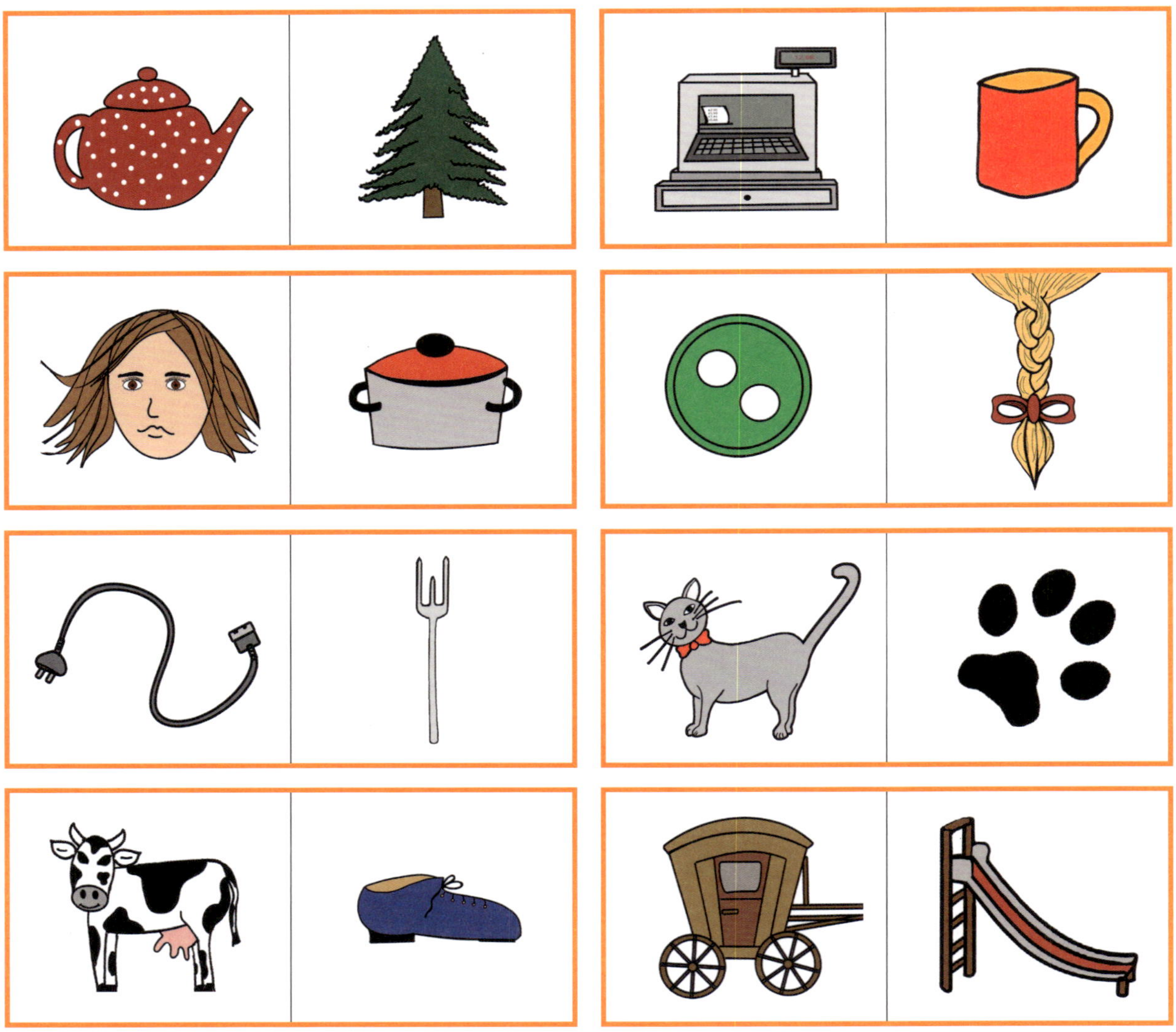

Übungsziel

Ziel dieser Übung ist die Lautidentifizierung und die Lautdifferenzierung.
Das Kind lernt den Laut **K** zu erkennen und von anderen Lauten zu unterscheiden.
Wichtig ist, dass Sie die Worte ungeordnet sagen.
Übungspaare: Kanne-Tanne, Kasse-Tasse, Kopf-Topf, Knopf-Zopf, Kabel-Gabel, Katze-Tatze, Kuh-Schuh, Kutsche-Rutsche

Hörst du das K?

Übungsanleitung

Bitte benenne die Bilder und ziehe einen Kreis um alle Dinge, die ein **K** enthalten.

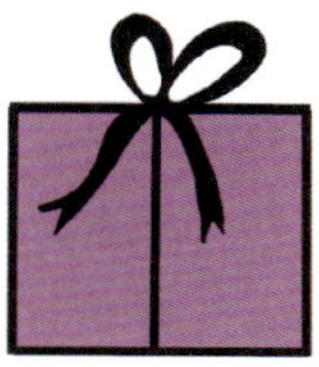
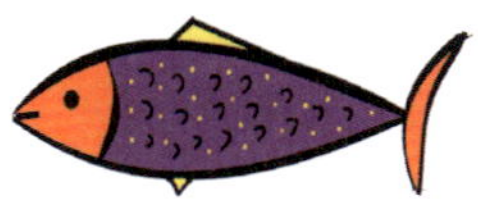
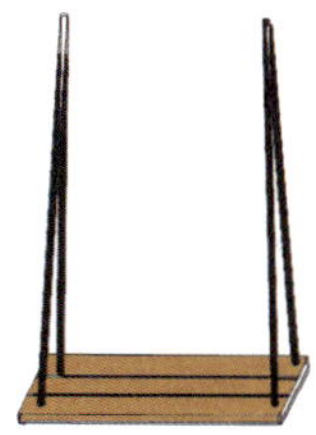
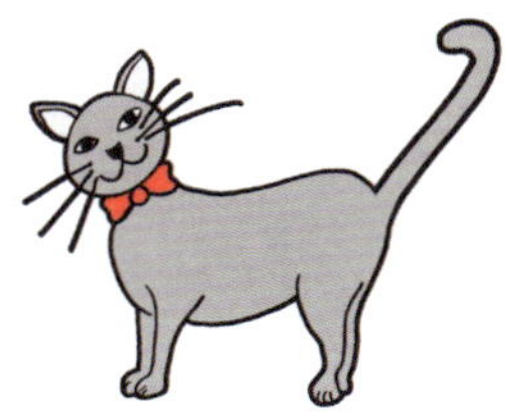
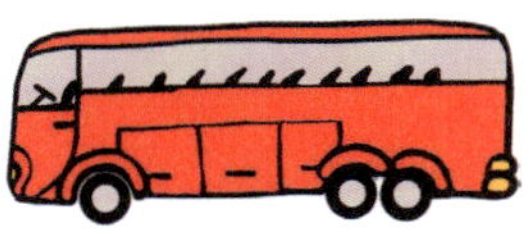
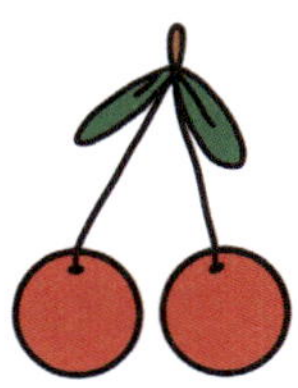
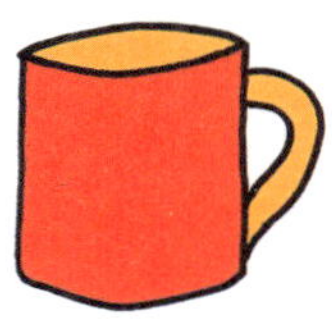
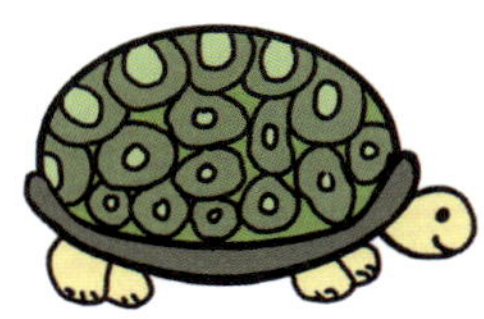
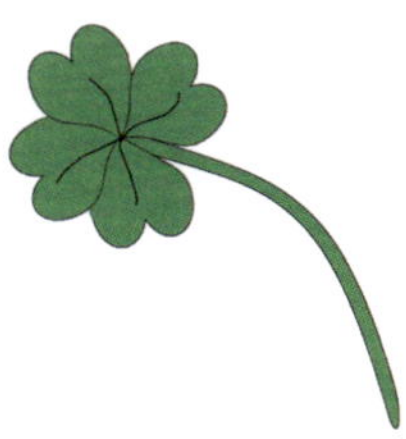
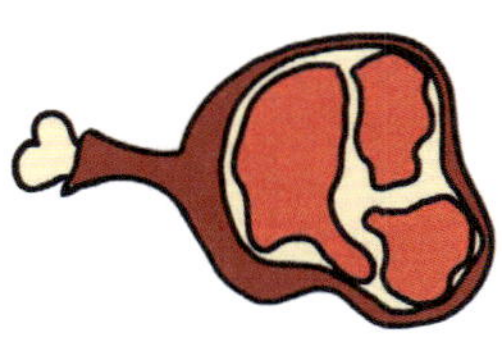
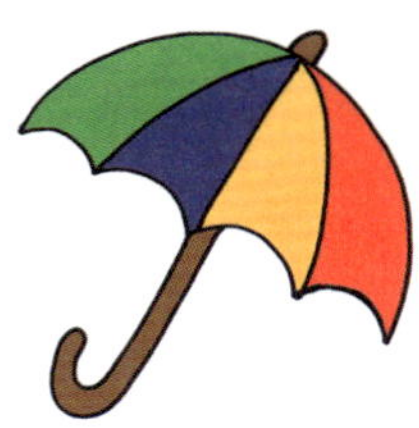
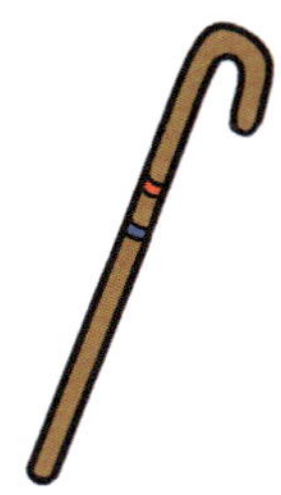

Übungsziel

Die Übung zeigt, ob es dem Kind gelingt das **K** heraus zu hören.

Des Kaisers neue Kleider

Übungsanleitung

Ich lese dir die Geschichte von einem eitlen Kaiser vor.
Du sollst immer ganz laut klatschen, wenn du ein **K** hörst.

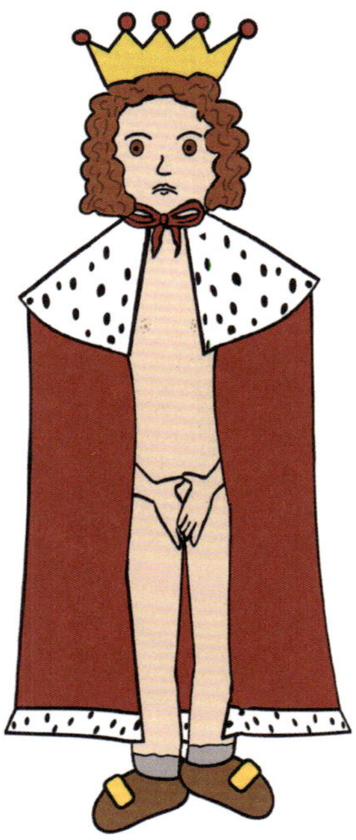

Es war einmal ein **K**aiser, der war so eitel, dass er sein ganzes Geld für **K**leider ausgab. Er **k**ümmerte sich nicht um sein Vol**k** sondern ging nur immer spazieren um seine neuen **K**leider zu zeigen. Eines Tages kamen zwei Betrüger zu ihm und sagten, dass sie die allerschönsten Stoffe weben **k**önnten. Die Farben und das Muster seien nicht nur wunderschön, sondern die **K**leider, die von dem Stoff genäht würden, hätten die Eigenschaft, dass sie für jeden Menschen unsichtbar seien, der dumm sei. Natürlich wollte der **K**aiser die **K**leider haben. Die beiden Betrüger machen sich gleich an die Arbeit, nähen aber nicht, sondern taten bloß so. Sie fuchtelten mit den Webnadeln in der Luft herum, zeigen auf den leeren Tisch und riefen: „Seht, die **K**leider sind fertig!“ Der **K**aiser war entsetzt, er konnte die **K**leider nicht sehen. Weil er es aber nicht zugeben wollte, zog er sie an und ging vor seinem Vol**k** spazieren. Das Vol**k** jubelte, bis ein **k**leines Mädchen rief: „Der **K**aiser hat ja gar nichts an!“ Da fingen alle Menschen an laut zu lachen. Der **K**aiser schämte sich furchtbar und stürzte davon. Die beiden Gauner aber machen sich schnell mit dem Sac**k** voller Goldstüc**k**e aus dem Staub.

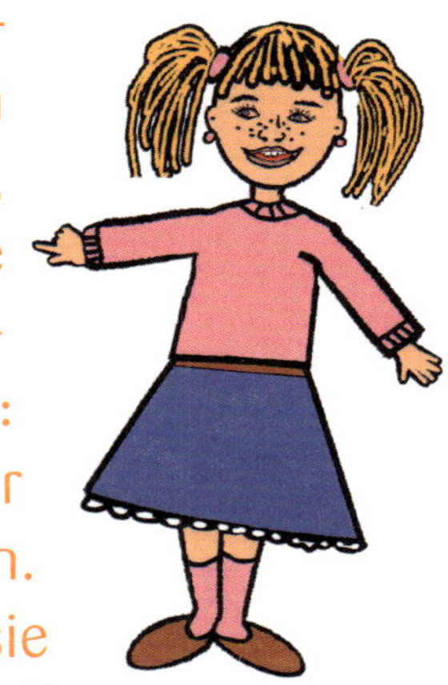

Übungsziel

Ziel dieser Übung ist die Lautidentifikation. Das Kind lernt den Laut aus der Sprache herauszuhören. Lesen Sie dem Kind hierfür die Geschichte vor und sprechen Sie dabei jedes **K** ganz laut und deutlich.

Wo hörst du das K?

Übungsanleitung

Ich spreche dir nun einige Worte vor. Du sagst mir wo du ein **K** gehört hast, am Anfang, in der Mitte oder am Ende des Wortes. Wenn du dir sicher bist, darfst du ein Kreuzchen an die entsprechende Stelle unter das Bild setzen.

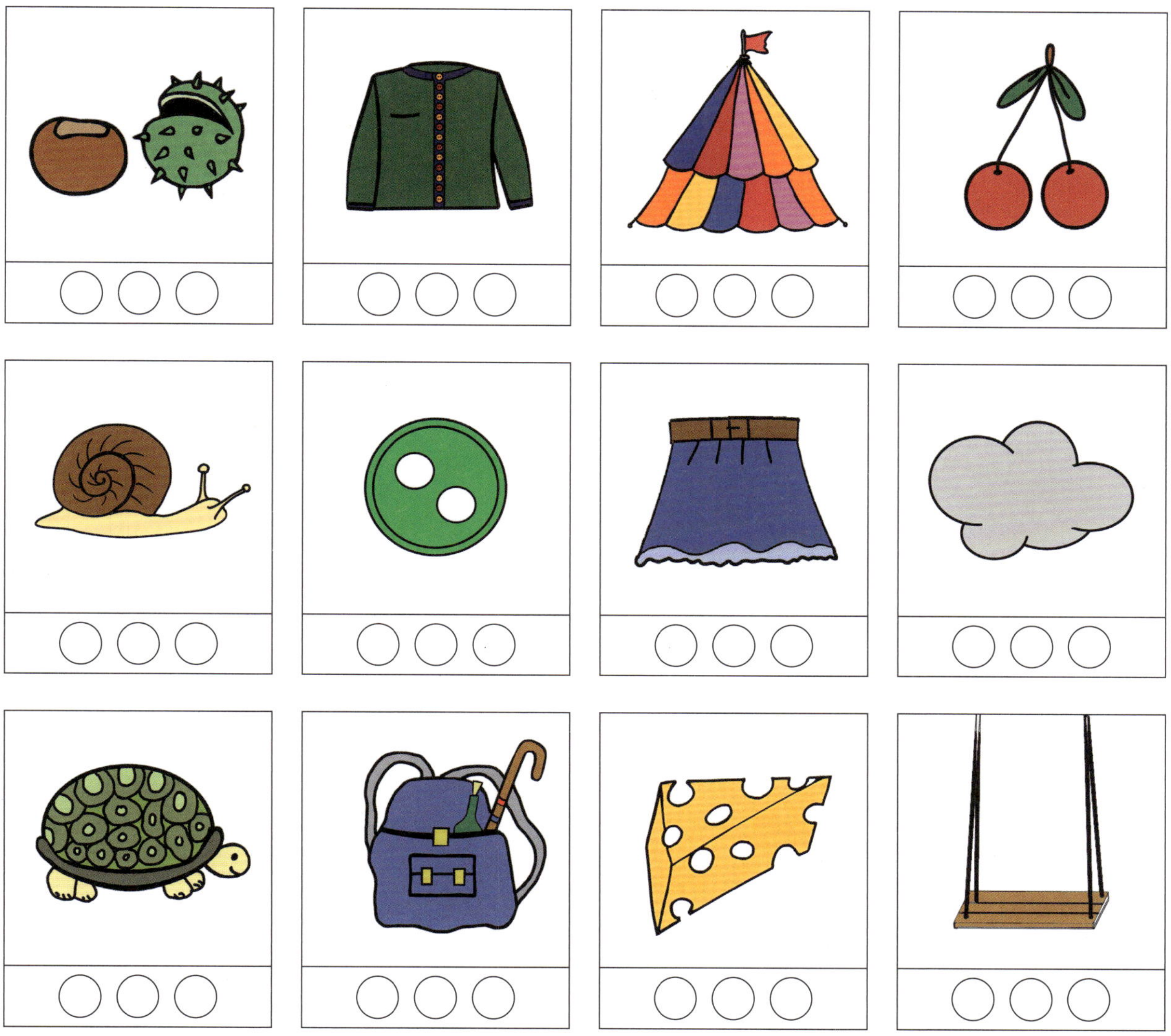

Übungsziel

Das Ziel dieser Übung ist die Lautanalyse. Die Übung zeigt, ob es dem Kind gelingt zu Hören an welcher Stelle in einem Wort es den Laut **K** hört. Die Erkennung des Lautes ist ein wichtiger Schritt zur phonematischen Bewusstheit. So nennt man die Fähigkeit, die ein Kind braucht um einen Laut von andern Lauten zu unterscheiden und korrekt zu bilden.
Übungsworte: Kastanie, Jacke, Zirkuszelt, Kirsche, Schnecke, Knopf, Rock, Wolke, Schildkröte, Rucksack, Käse, Schaukel

Geräusche nachahmen

Übungsanleitung

Mach bitte die Geräusche der Gegenstände und Tiere nach.

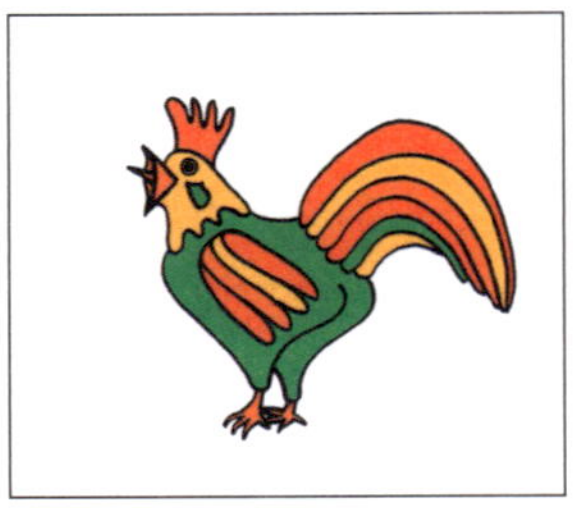

Kicki kräht
kikiriki

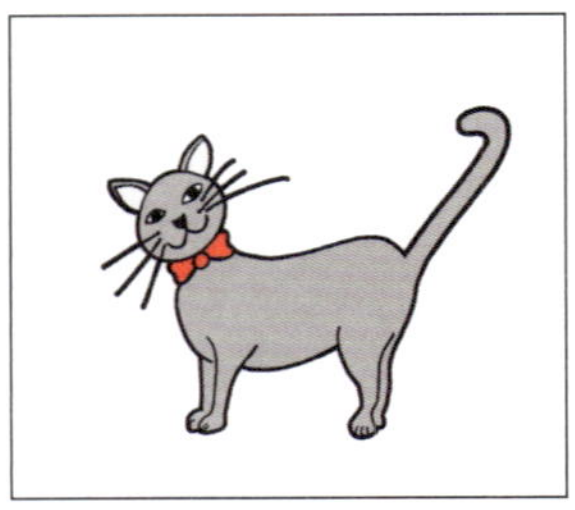

Die Katze faucht
chr

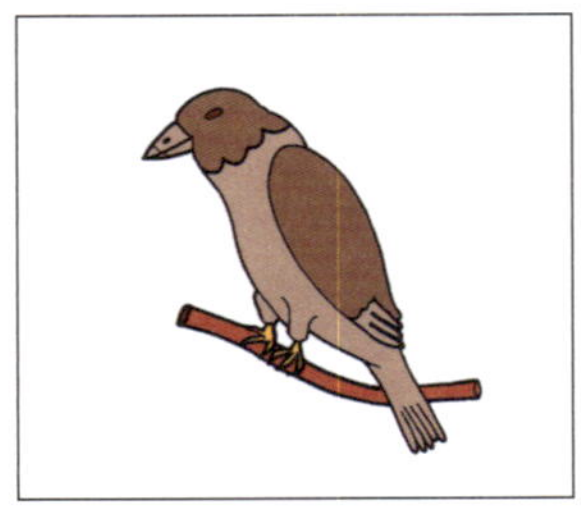

Der Kuckuck ruft
kuckuck

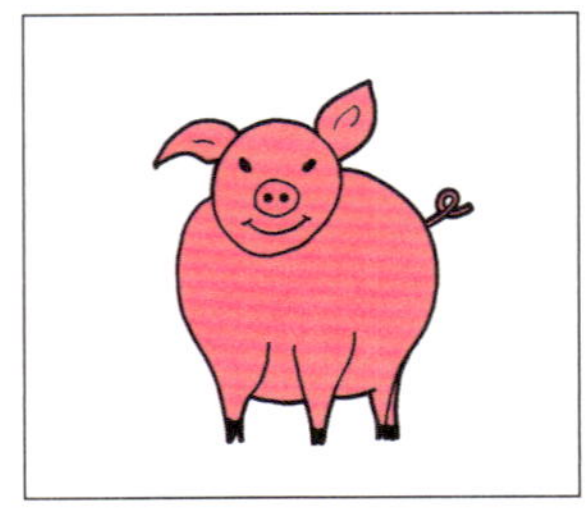

Das Schwein grunzt
oink, oink

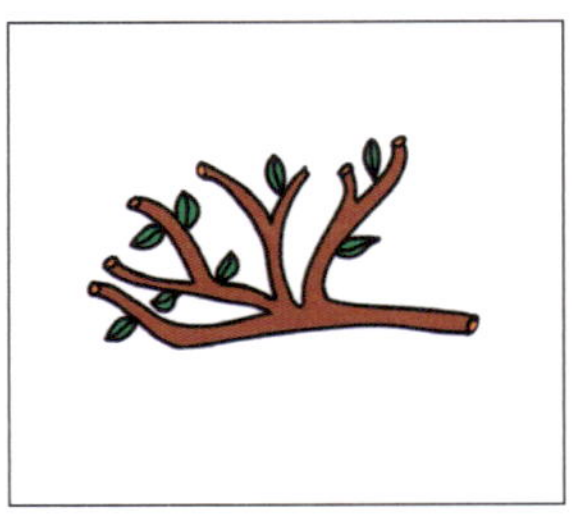

Der Ast knackt
krk, krk

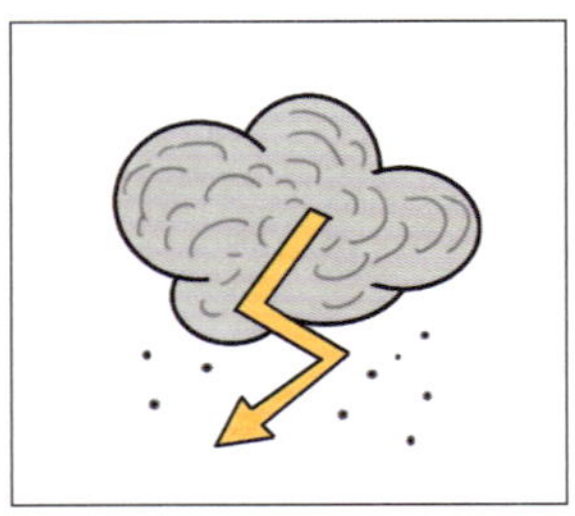

Der Donner kracht
kchr

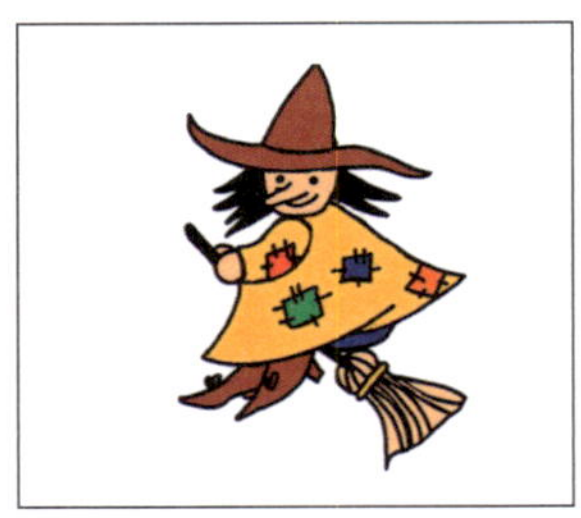

Die Hexe kichert
kch, kch

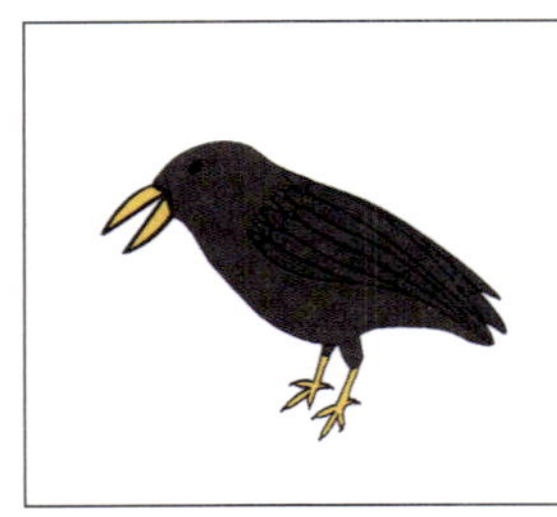

Der Rabe kräht
kra, kra

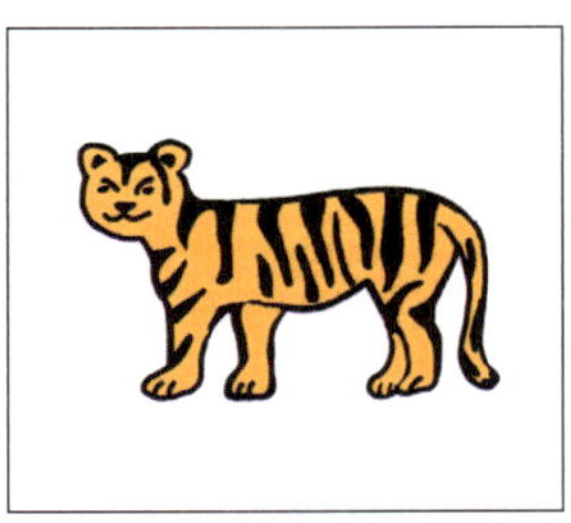

Der Tiger faucht
groach, groach

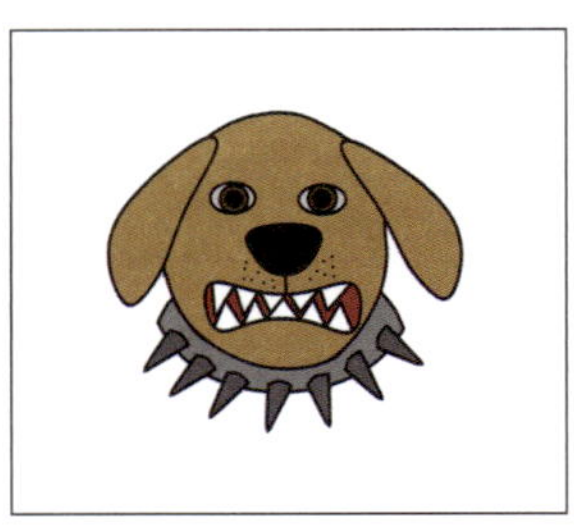

Der Hund knurrt
grrr, grrr

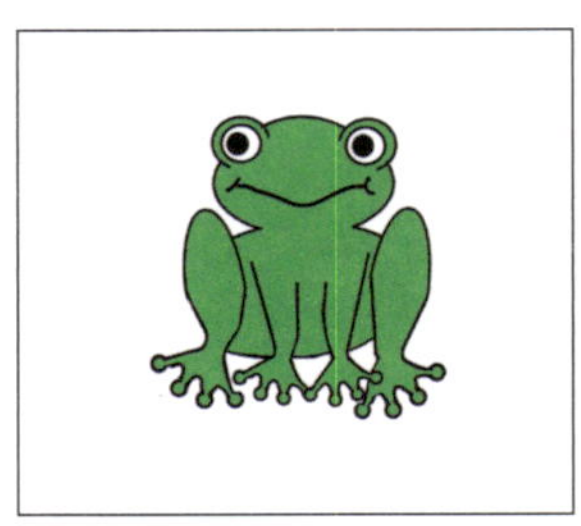

Der Frosch
quak, quak

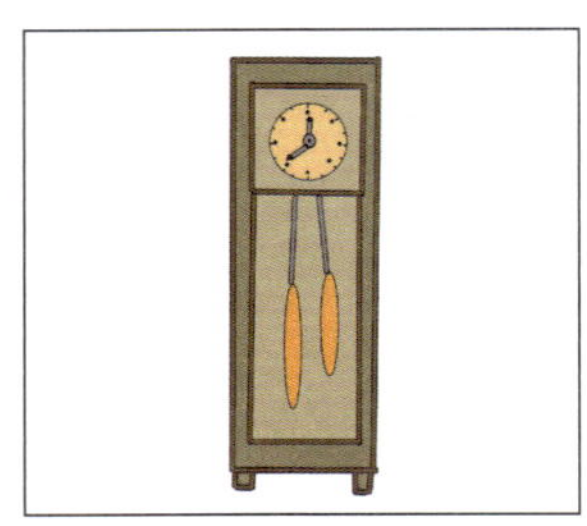

Die Uhr tickt
tick, tick

Übungsziel

Ziel dieser Übung ist die Lautanbahnung.
Die Nachahmung eines Geräusches fällt Kindern oft leichter als die direkte Lautbildung.

Dinge angeln

Übungsanleitung

Die Bildkärtchen werden ausgeschnitten, dann wird eine Büroklammer am den Kärtchen befestigt und diese in eine Kiste geworfen. Nun können die Kärtchen mit einer Magnetangel geangelt und benannt werden.

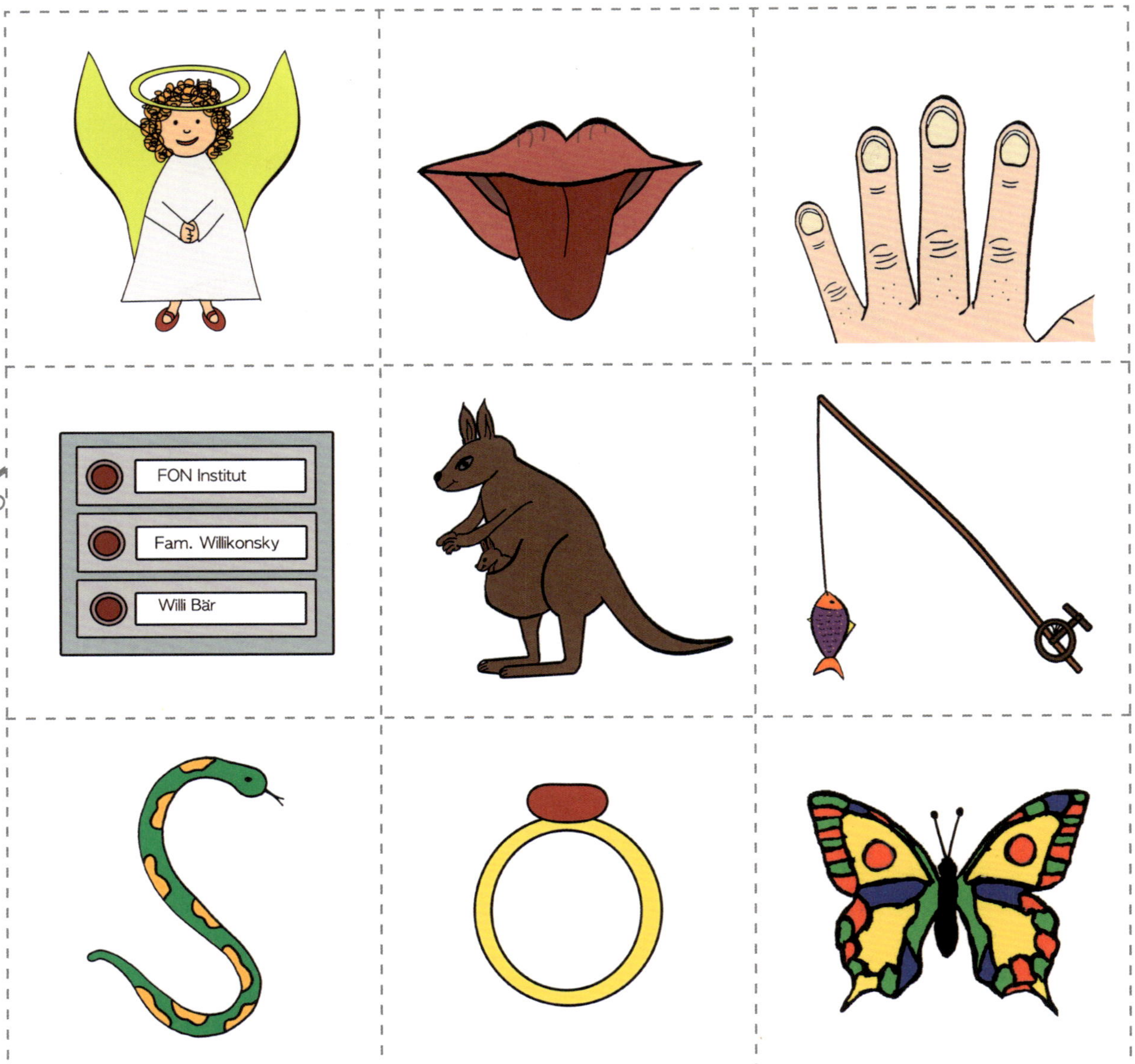

Übungsziel

Vorbereitung des Gaumensegels auf die korrekte **K**-Bildung. Der weiche Gaumen ist an der Artikulation des **K** beteiligt und wird durch die Lautbildung von /ng/ aktiviert.
Übungsworte: Engel, Zunge, Finger, Klingel, Känguru, Angel, Schlange, Ring, Schmetterling.

Sachen suchen

Übungsanleitung

Der Spieler, der an der Reihe ist, schließt die Augen. Ein Mitspieler versteckt ein Kärtchen. Nun darf der Spieler nach dem Kärtchen suchen. Der Mitspieler unterstützt mit „heiß" und „kalt".

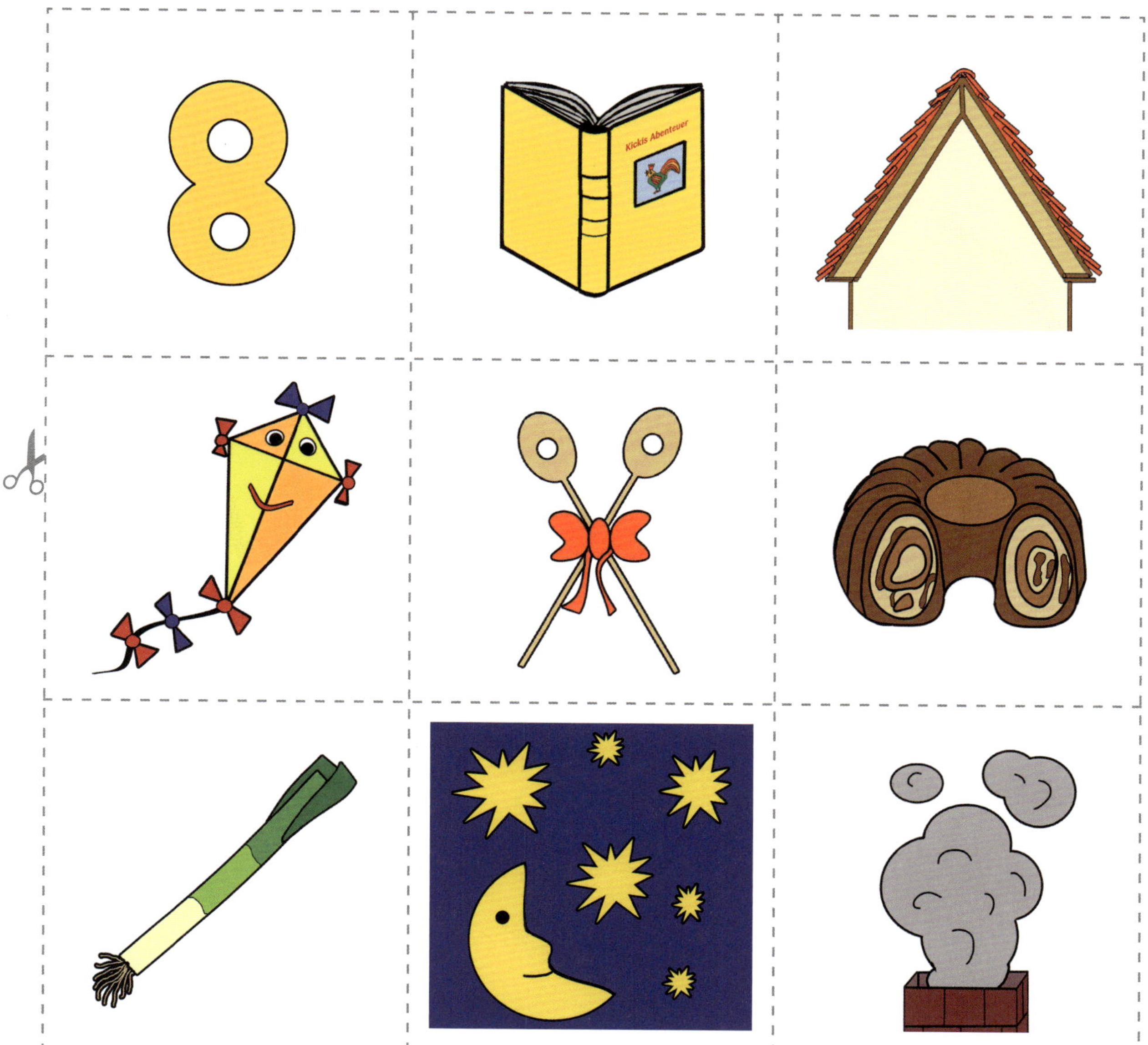

Übungsziel

Vorbereitung des Gaumensegels auf die korrekte K-Bildung. Der weiche Gaumen ist an der Artikulation des **K** beteiligt und wird durch die Lautbildung von CH2 aktiviert.
Übungsworte: Acht, Buch, Dach, Drachen, Kochlöffel, Kuchen, Lauch, Nacht, Rauch.

Mundmotorik mit Kicki

Zungenübungen

Übungsanleitung

Kicki kann tolle Grimassen machen. Kannst du auch? Probiere es einmal.

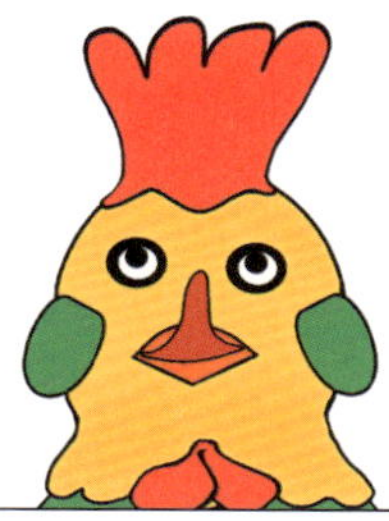

Zunge zur Nase

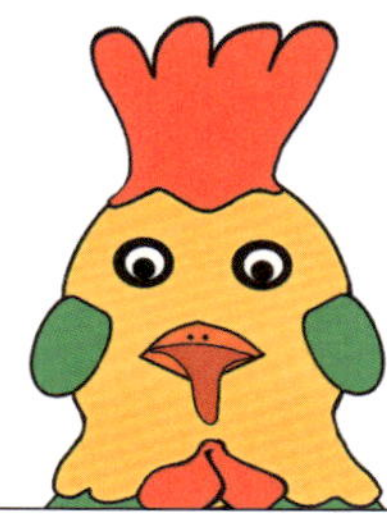

Zunge zum Kinn

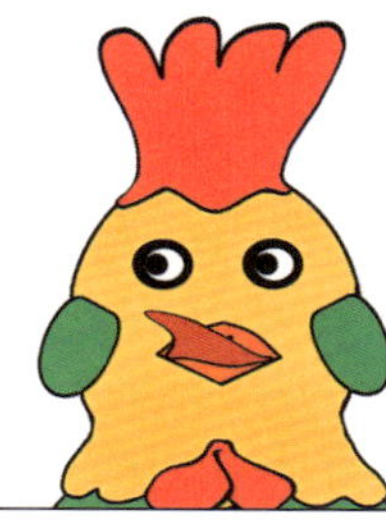

Zunge zum linken Ohr

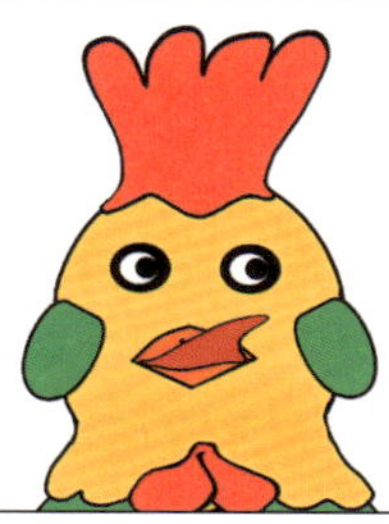

Zunge zum rechten Ohr

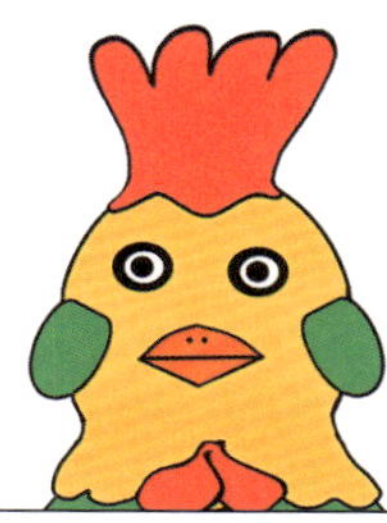

Zunge im Mund lassen

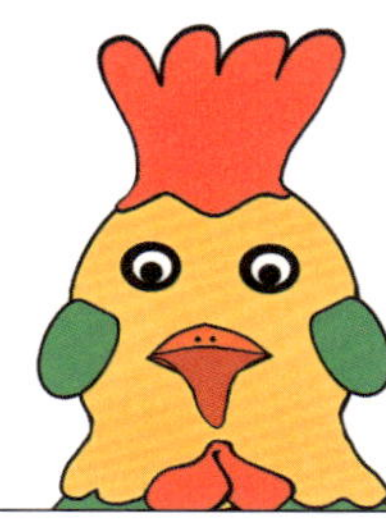

Zunge weit herausstrecken

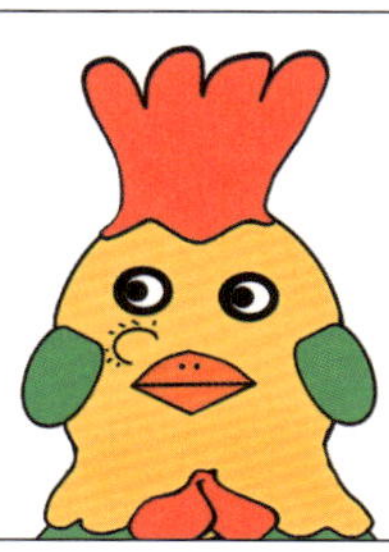

Zunge in die linke Backe bohren

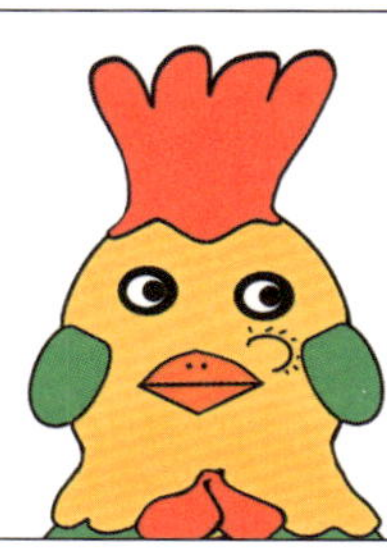

Zunge in die rechte Backe bohren

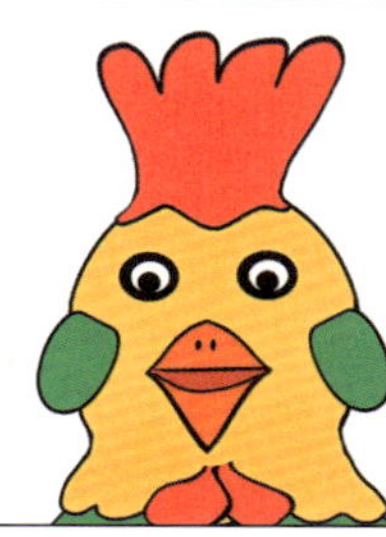

Mund öffnen, Zunge unten lassen und K sagen

Übungsziel

Lautvorbereitung über mundmotorische Übungen. Für die Bildung des **K** sollte das Kind insbesondere sicher in der Lage sein, die Zunge unten zu halten.

Nüsse knacken

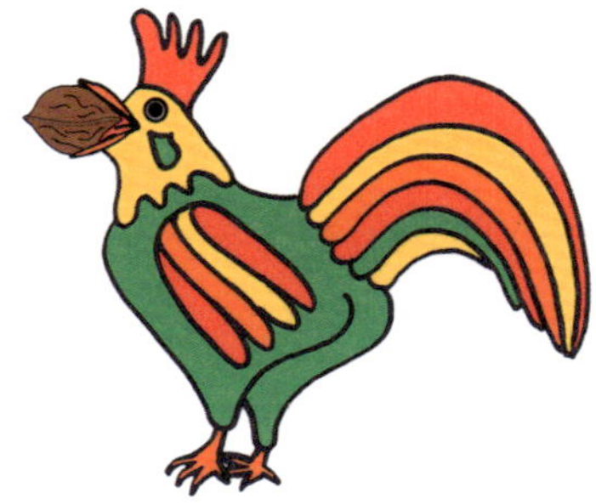

Übungsanleitung

Kicki möchte Nüsse knacken und du kannst ihm helfen? Jeder Mitspieler bekommt 5 Muggelsteine in einer bestimmten Farbe. Der jüngste Spieler beginnt und lässt einen seiner Muggelsteine auf das Blatt fallen und ahmt dabei das Knackgeräusch nach **K**. Fällt der Stein genau auf einen Nuss und hat er dabei das **K** korrekt gebildet, ist die Nuss geknackt und der Stein darf liegen bleiben. Fällt er daneben oder wurde nicht korrekt artikuliert, muss der Spieler ihn wieder an sich nehmen. Sieger ist, wer als erster seine 5 Steine auf den Nüssen platzieren konnte.

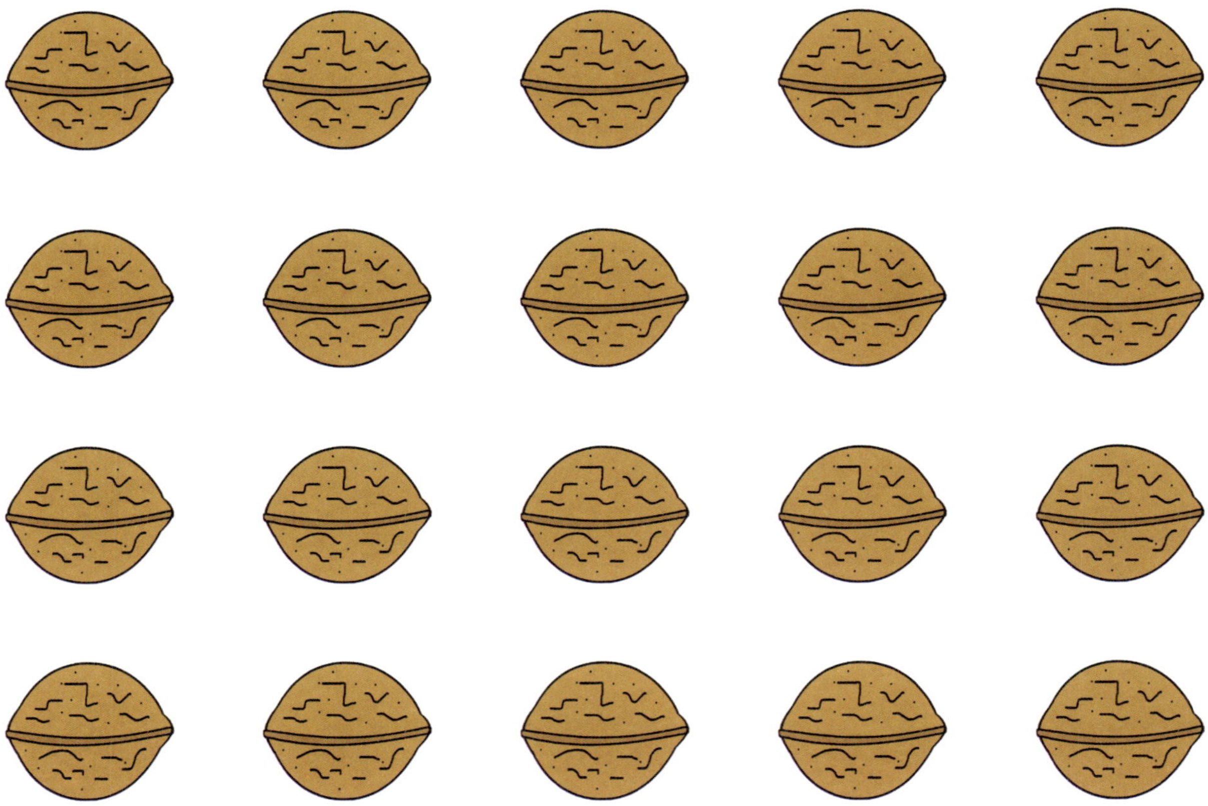

Übungsziel

Stabilisierung des Lautes **K** auf Lautebene Die Nachahmung eines Geräusches fällt Kindern oft leichter als die direkte Lautbildung. Ist das **K** als Einzellaut erfolgreich angebahnt worden, kann man in dieser Übung mit der Stabilisierung beginnen. Hierbei darf man nicht erwarten, dass das Kind den neu erlernten Laut sofort auch im Wort oder gar beim spontanen Sprechen korrekt bildet. Zunächst sollte der neu erlernte Laut auf Lautebene stabilisiert werden. Noch mehr Spaß macht das Spiel wenn das Kind während der Lautbildung echte Nüsse mit einem Hammer knacken darf.

Kicki-Spiel

Übungsanleitung

Gespielt wird mit einem Zahlenwürfel. Es wird reihum gewürfelt und über das Spielfeld gezogen. Immer wenn man auf Kicki kommt, muss der Spieler ein **K**-Knackgeräusch machen. Wurde richtig artikuliert, darf man ein Feld vor, wurde falsch artikuliert muss man ein Feld zurück. Sieger ist, wer als erster im Ziel ist.

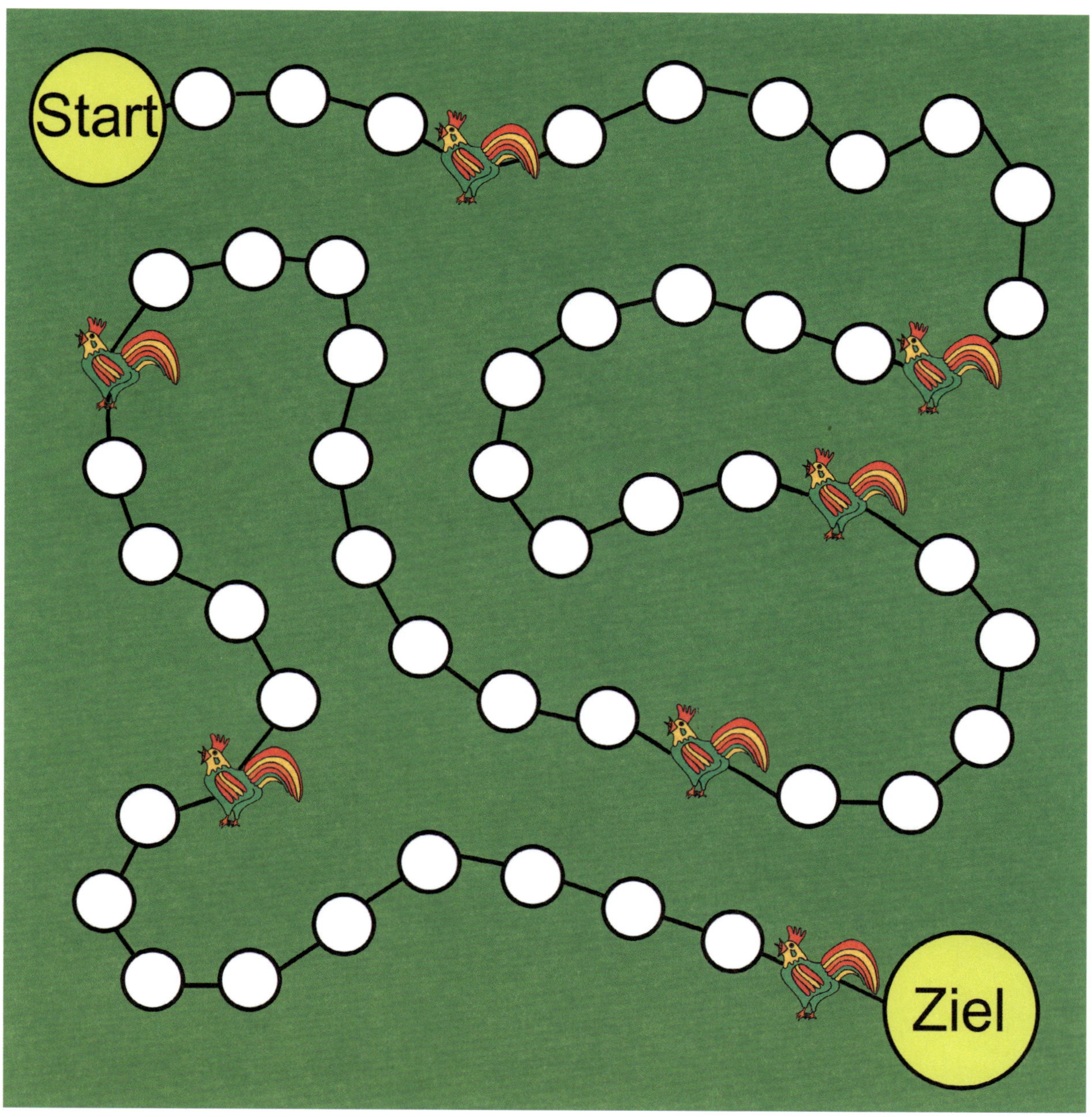

Übungsziel

Ziel dieser Übung ist die Lautstabilisierung auf Lautebene. Auf die korrekte Lautbildung wird in diesem Spiel nur beim Bilden des **K** nicht aber in der Spontansprache geachtet.

Eier sammeln

Übungsanleitung

Für dieses Spiel brauchst du einen Farbwürfel. Kicki fliegt zu den Hennen um Eier abzuholen. Doch die Eier sind bunt bemalt und haben Laute aufgemalt, ein A, E, I, O, U und Ei. Du fährst mit einem Stift den Flug zu den Eiern nach und sagst dabei laut die jeweilige Silbe, also ka, ke ,ki, ko, ku oder kei.

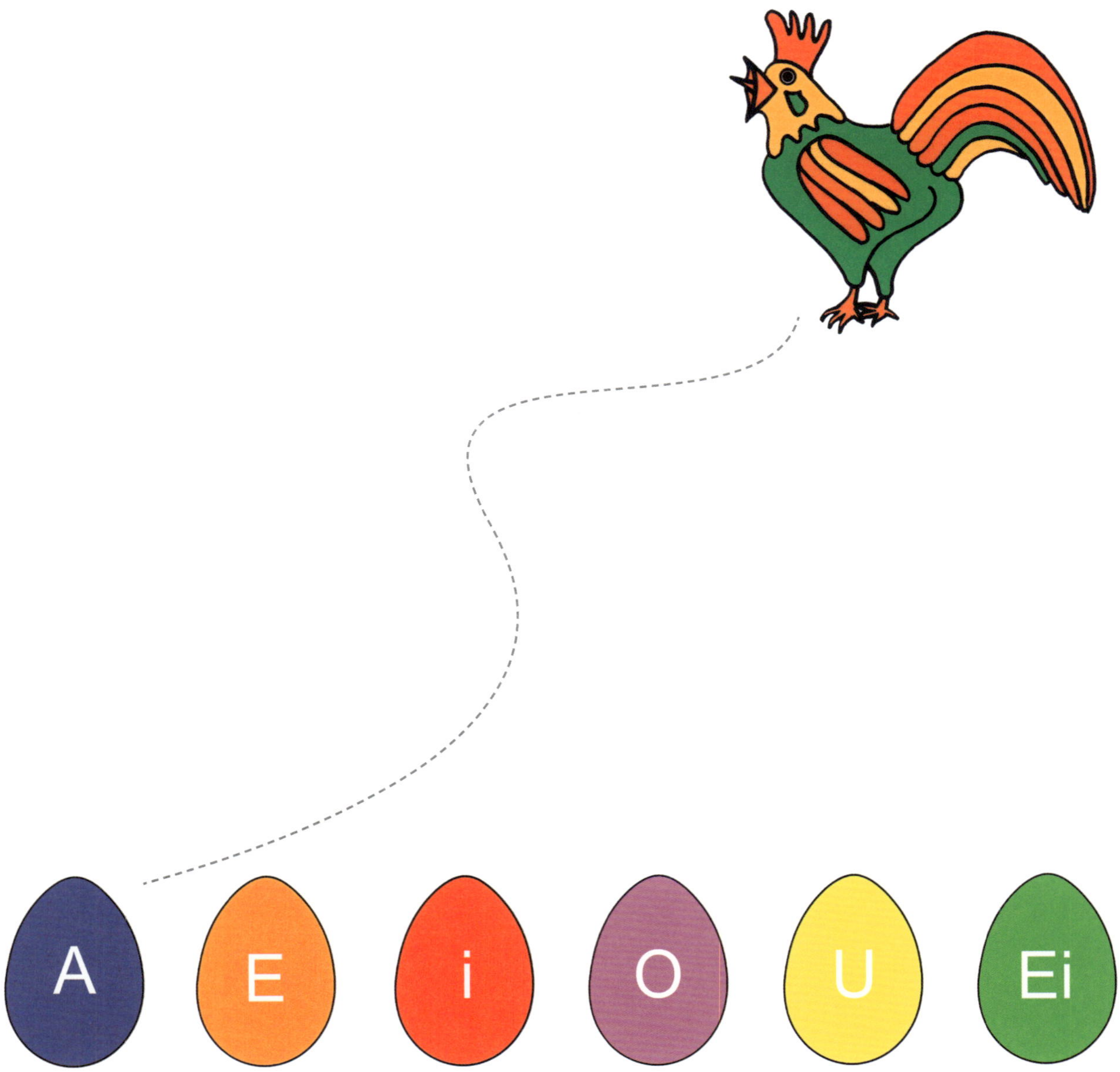

Übungsziel

Stabilisierung des Lautes **K** auf Silbenebene.

K-Anlautbilder

Übungsanleitung

Schneide die Kärtchen der Vorlage A aus und anschließend die beiden Bildtafeln B und C. Jeder Spieler bekommt eine Bildtafel. Die Kärtchen werden nun gemischt und in einem Stapel verdeckt auf den Tisch gelegt. Reihum darf nun ein Kärtchen vom Stapel umgedreht werden. Der Spieler, der ein Bild von seiner Tafel entdeckt, ruft schnell, was auf dem Bildchen zu sehen ist. Sieger ist der Mitspieler, der als erster seine Bildtafel füllen kann.

A

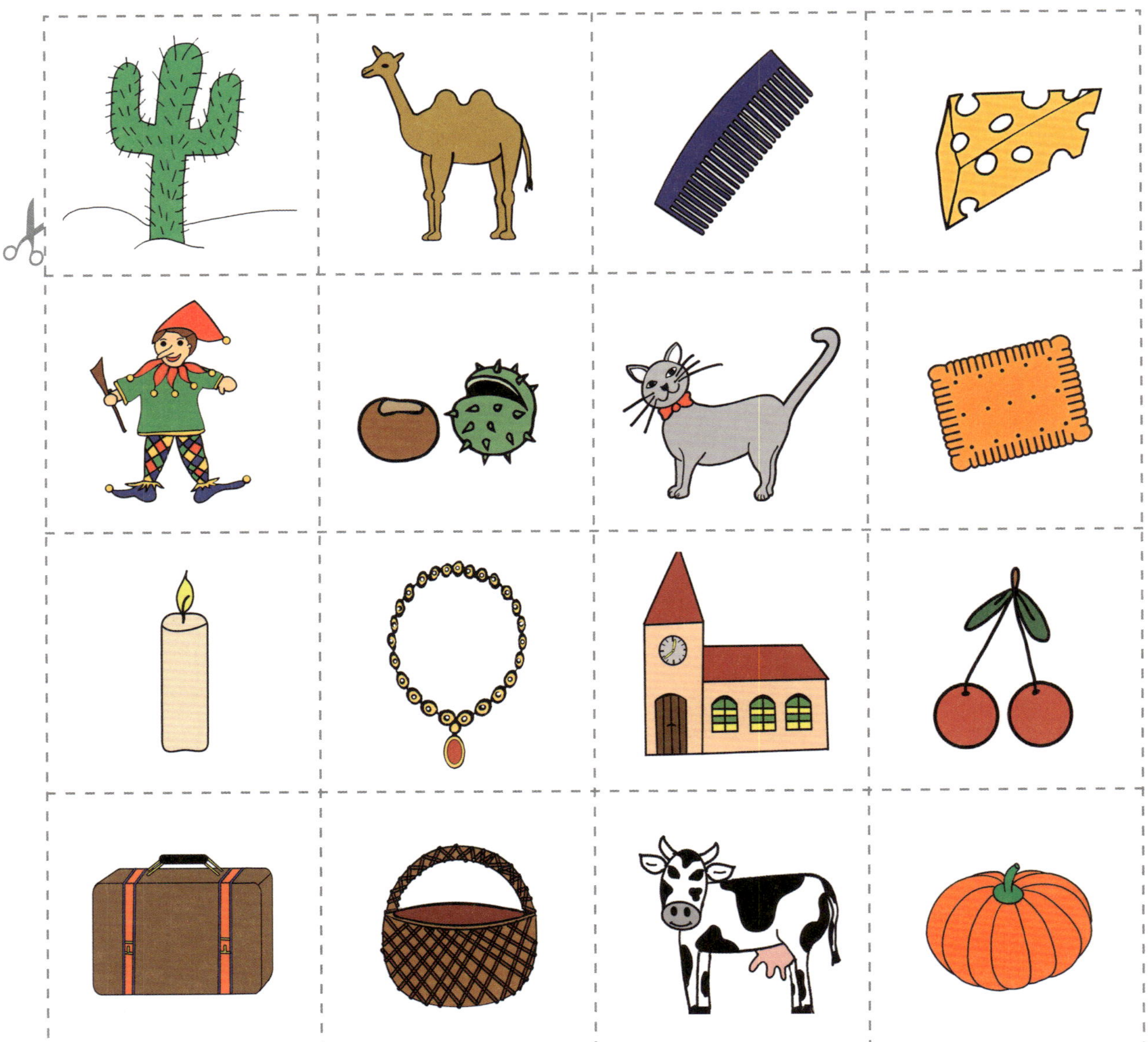

Übungsziel

Stabilisierung des Lautes **K** auf Wortebene im Anlaut.
Übungsworte: Kaktus, Kamel, Kamm, Käse, Kasper, Kastanie, Katze, Keks, Kerze, Kette, Kirche, Kirschen, Koffer, Korb, Kuh, Kürbis

B

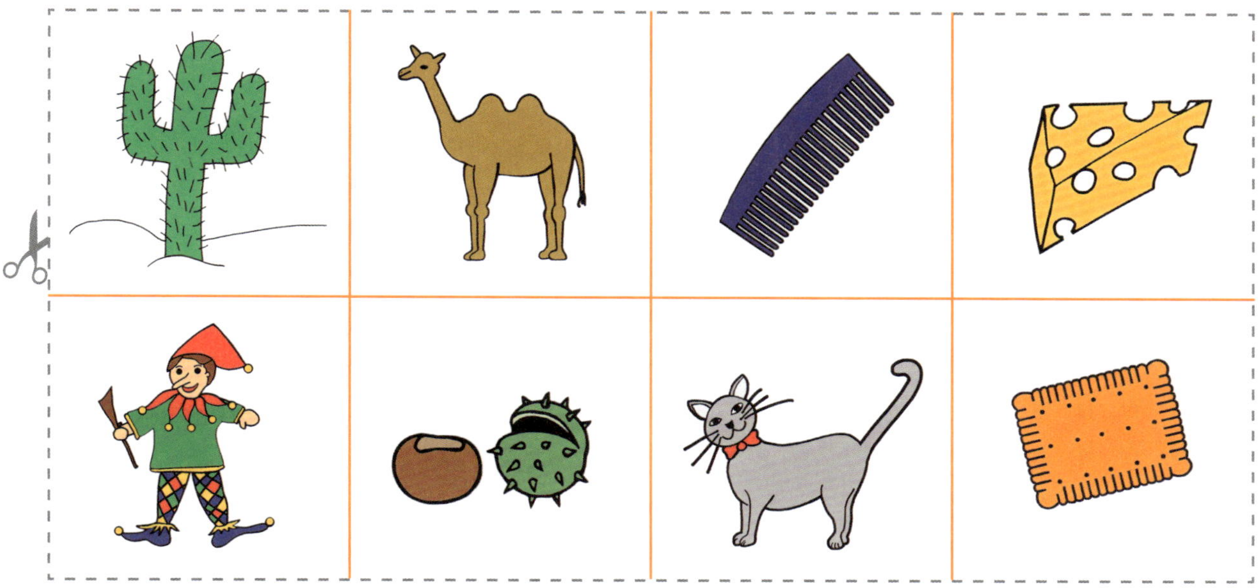

C

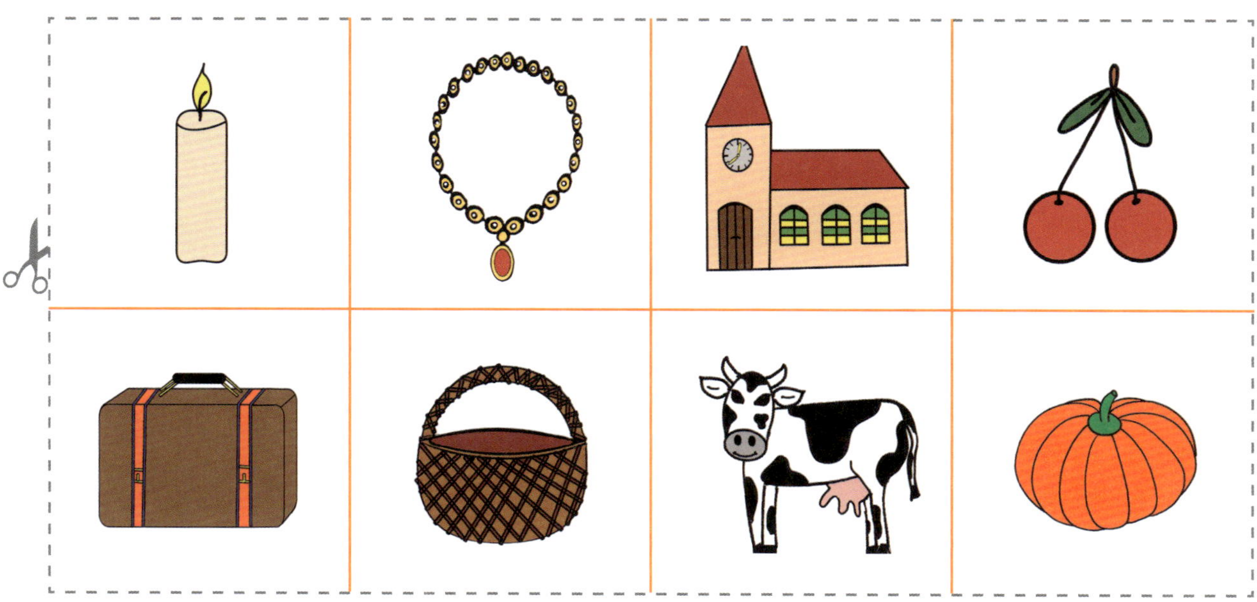

Kochendheiß oder kalt?
Lückentext

Übungsanleitung

Ich möchte von dir wissen welche Dinge kochendheiß und welche kalt sind.
Ich lese dir die folgenden Sätze vor und du rufst immer laut: **kochendheiß** oder **kalt.**

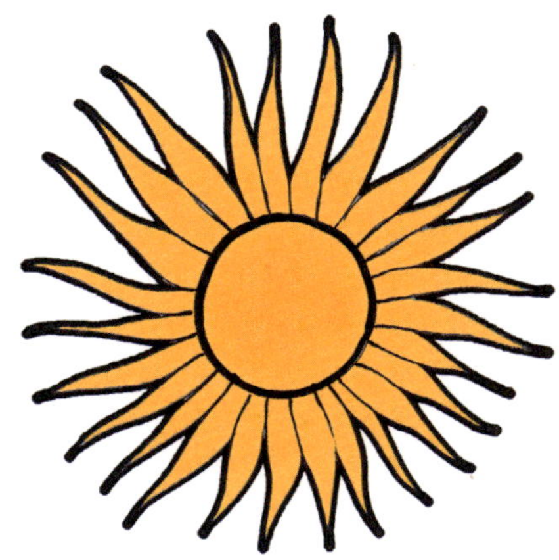

Die Sonne ist ____________________

Der Schnee ist ____________________

Vanilleeis ist ____________________

Eine Kerzenflamme ist ____________________

Ein Lagerfeuer ist ____________________

Gefrorener Fisch ist ____________________

Eine dampfende Suppe ist ____________________

Ein geheizter Kachelofen ist ____________________

Im Kühlschrank ist es ____________________

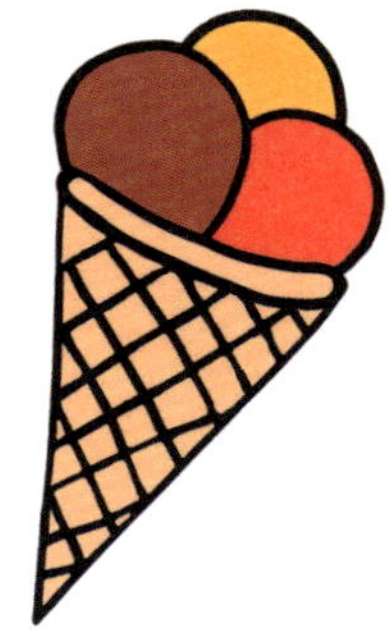

Eine brennende Glühbirne ist ____________________

Aufgebrühter Tee ist ____________________

Frisches Flusswasser ist ____________________

Übungsziel

Stabilisierung des Lautes **K** im Anlaut vor Vokal auf Wortebene.
Hier können Sie sich natürlich viele weitere Sätze ausdenken.

Papagei
K-Übungsworte

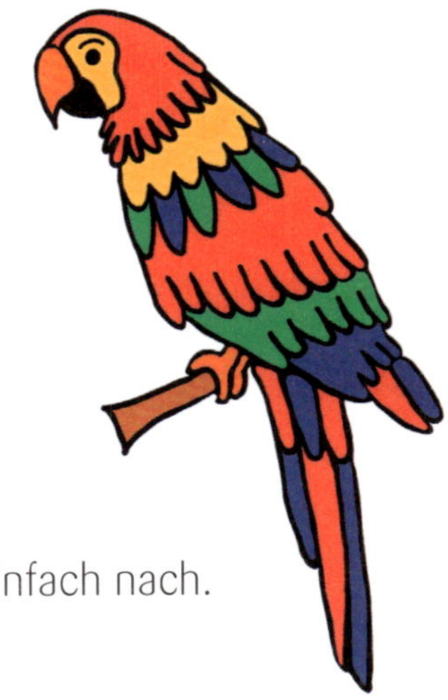

Übungsanleitung

Ich lese dir nun Worte vor und du bist der Papagei und sprichst sie mir einfach nach.

A

Kabel, Kachel, Kaffee, Kakao, Kaktus, Kalender, Kamel, Kamille, Kamm, Kanne, Kanone, Kapitän, Kapuze, Karotte, Karte, Kartoffel, Kasper, Kasse, Kassette, Kasten, Kater, Katze

E

Keller, Keks, Kern, Kerze, Kette

I

Kind, Kinderwagen, Kirche, Kirsche, Kissen, Kiste, Kirschkuchen

O

Koch, Koffer, Kohl, Kokosnuß, Komet, Kopf, Korb, Korken, Korn, Kommode, Konserve, Kohlen

U

Kuchen, Kuckuck, Kugel, Kuh, Kutsche, Kuss

Ä

Käfer, Käfig, Känguruh, Käse

Ö

Köder, König

Ü

Kürbis, Küche, Kühlschrank, Küste

Ai/Ei

Kaiser, Keil

EU/ÄU

Keule

AU

Kaugummi

Übungsziel

Stabilisierung des Lautes K auf Wortebene vor Vokal. Die Kinder sollen die Worte korrekt wiederholen. Schulkinder können die Worte natürlich selbst lesen.

Was ist es?

Übungsanleitung

Schneide die Kärtchen aus und lege sie verdeckt auf einen Stapel. Der Spieler, der an der Reihe ist dreht ein Kärtchen um, ohne, dass die anderen Mitspieler es sehen können. Nun dürfen die anderen Mitspieler Fragen stellen. Z.B.: Ist es ein Tier? Es dürfen nur Fragen gestellt werden, die mit ja oder nein beantwortet werden. Wer als Erster erraten konnte, was auf dem Kärtchen zu sehen ist, darf das Kärtchen an sich nehmen und ist nun an der Reihe. Sieger ist, wer zum Schluss die meisten Kärtchen besitzt.

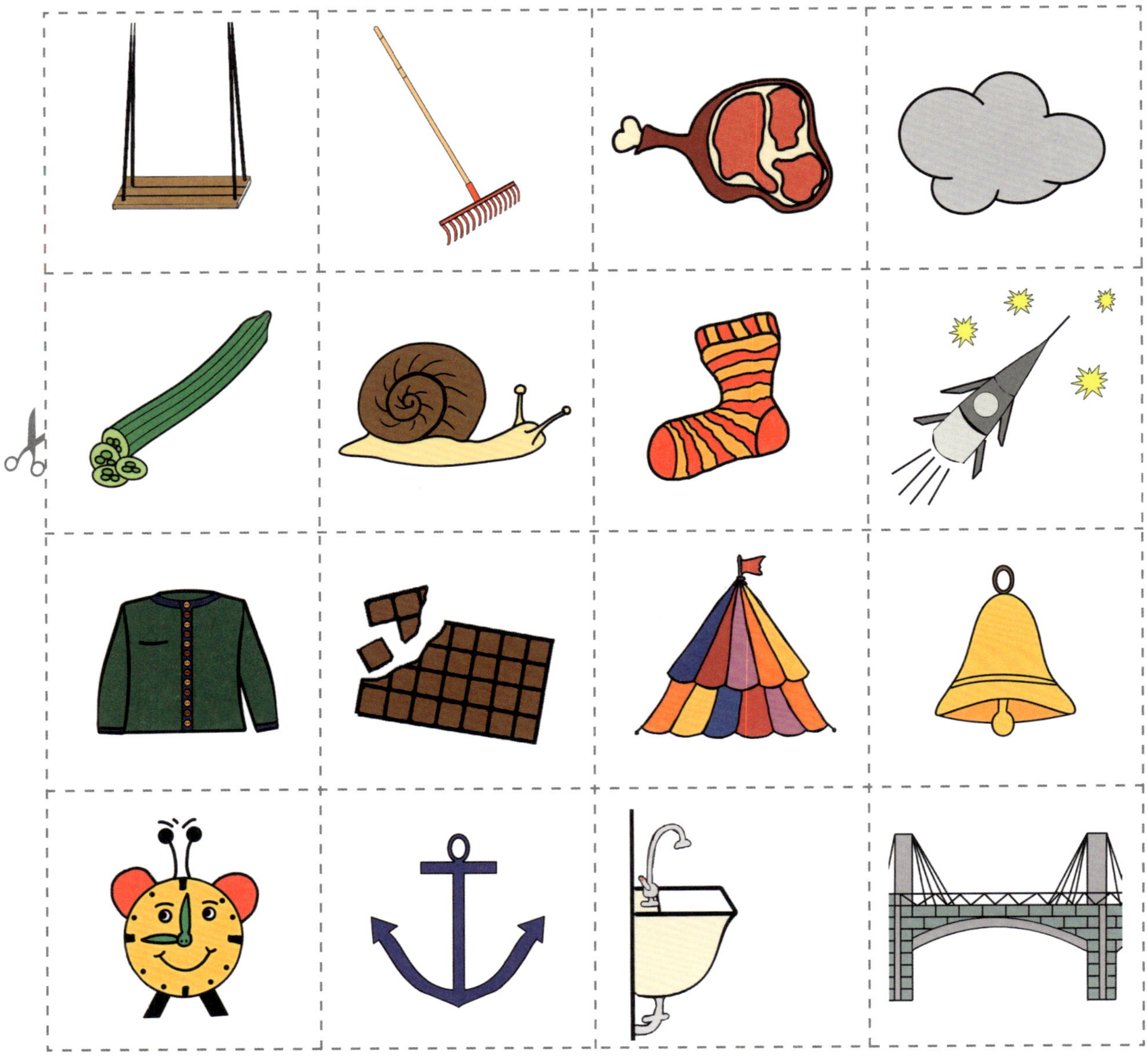

Übungsziel

Stabilisierung des Lautes **K** auf Wortebene im Inlaut.

Übungsworte: Schaukel, Harke, Schinken, Wolke, Gurke, Schnecke, Socke, Rakete, Jacke, Schokolade, Zirkus, Glocke, Wecker, Anker, Waschbecken, Brücke

Welche Socken gehören zusammen?

Übungsanleitung

Kicki soll die Sockenkiste aufräumen. Aber diese Socken sehen alle fast gleich aus. Kannst du Kicki helfen? Dann verbinde die Paare und sage dabei „diese Socke gehört zu dieser Socke".

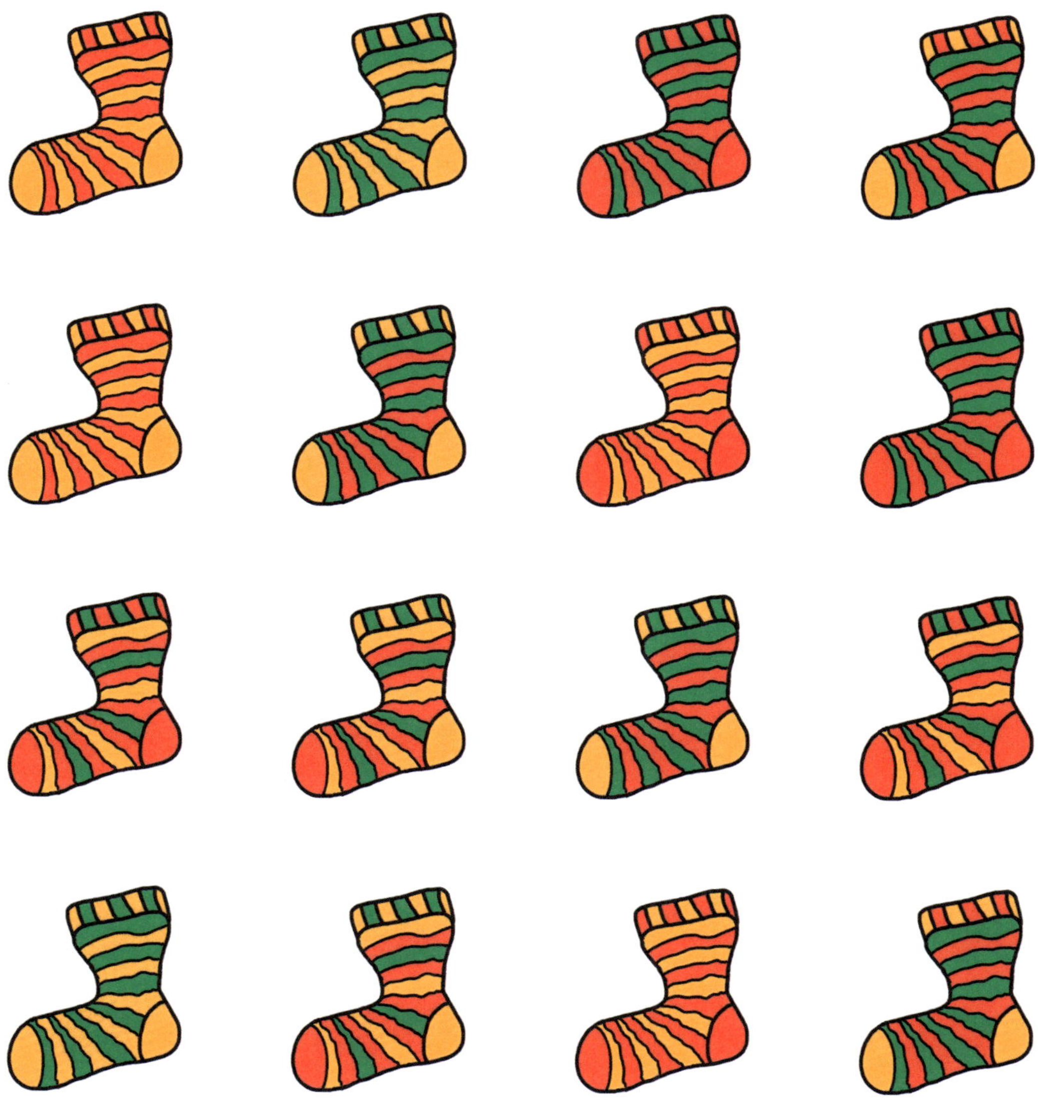

Übungsziel

Stabilisierung des Lautes **K** im Inlaut.

Bewegungslied
Uhren machen tick-tack

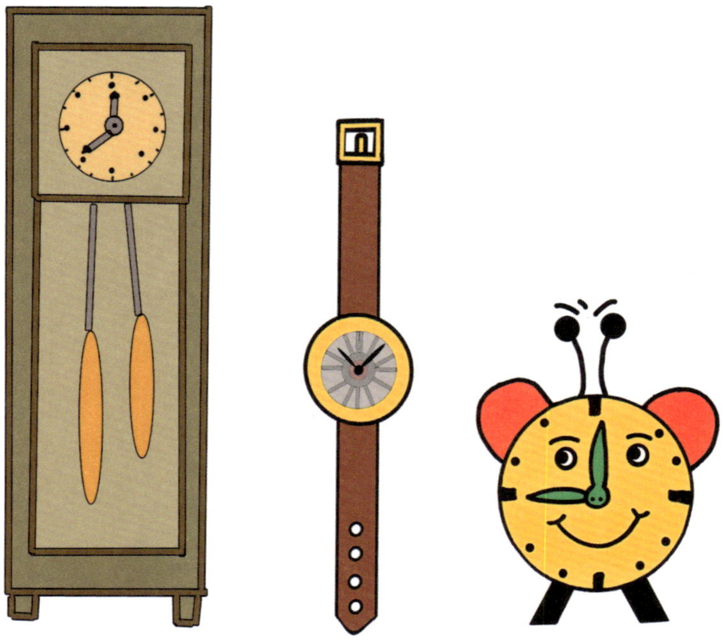

Große Uhren machen tick-tack ...

langsam sprechen und mit dem Oberkörper langsam hin und her schaukeln

Kleine Uhren machen tick-tick-tack ...

etwas schneller sprechen und mit dem Oberkörper etwas schneller hin und her schaukeln

Und die Armbanduhren machen tick, tick, tick ...

noch schneller mit dem Oberkörper hin und her schaukeln

Und der Wecker macht brrr ...

sich schüttlen

Und die Sanduhr macht tschschsch ...

sich vom Kopf bis zu den Füßen abrubbeln

Übungsziel

Stabilisierung des Lautes K im Auslaut.

Weg – Oh Schreck!

Übungsanleitung

Schneide oder falte ein Stück Papier zu einem Rechteck in der Größe von ca. 4 x 3 cm. Ein Mitspieler bekommt dieses Rechteck. Die anderen Mitspieler machen die Augen zu. Der Spieler der an der Reihe ist, legt nun das Rechteck und deckt eines der unten gezeigten Bilder ab und ruft **„Weg, oh Schreck“**. Nun dürfen die anderen die Augen wieder öffnen. Wer als erster errät, welches Bild verdeckt wurde, darf es benennen und bekommt einen Punkt. Sieger ist, wer am meisten Punkte hat.

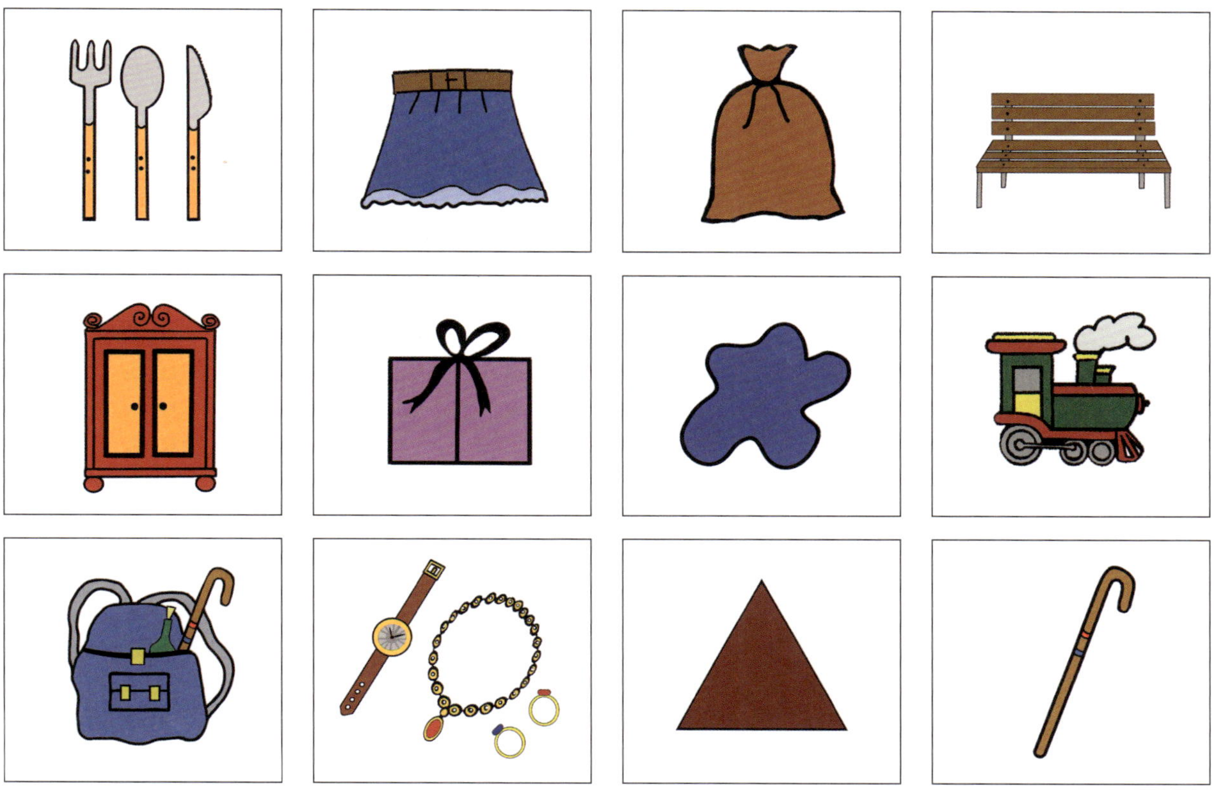

Übungsziel

Stabilisierung des Lautes **K** im Auslaut.
Übungsworte: Besteck Rock, Sack, Bank, Schrank, Geschenk, Fleck, Lok, Rucksack, Schmuck, Dreieck, Stock.

Kicki auf dem Bauernhof

Übungsanleitung

Welche Dinge fehlen auf dem Bild unten?

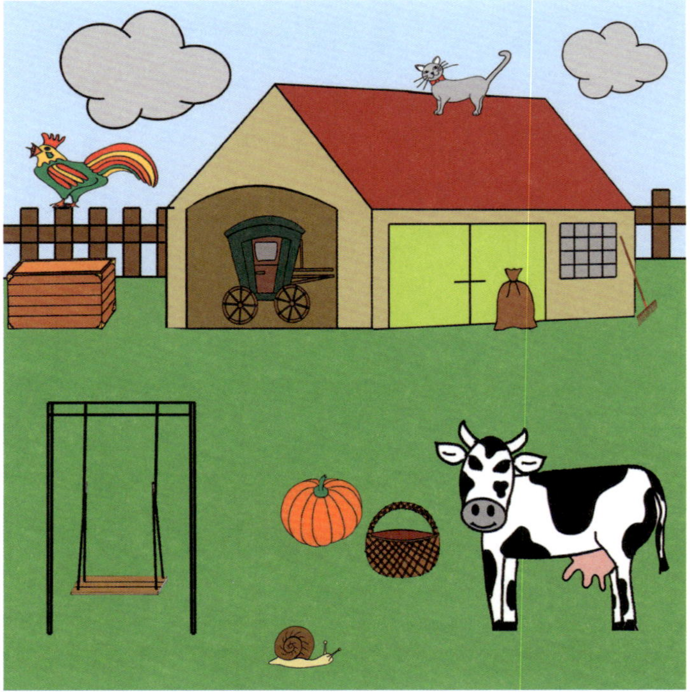

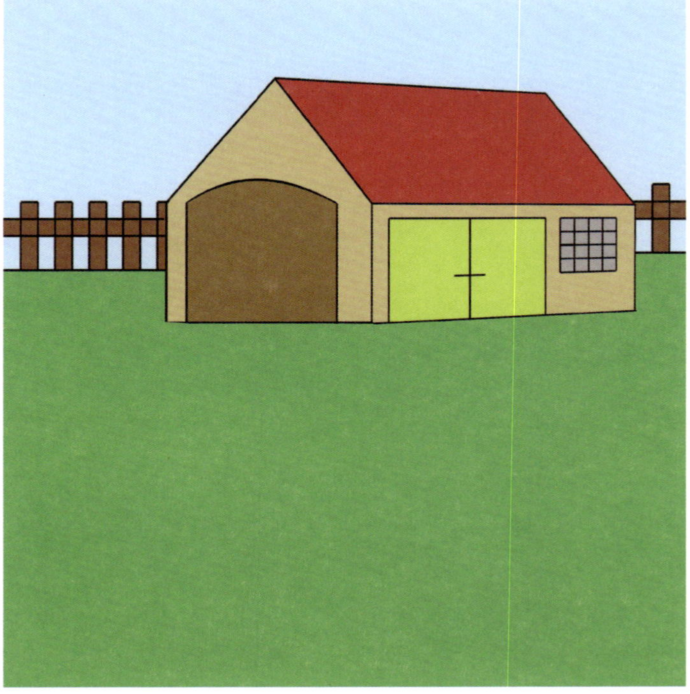

Übungsziel

Lautstabilisierung **K** auf Wortebene.

Papagei
K-Übungsworte

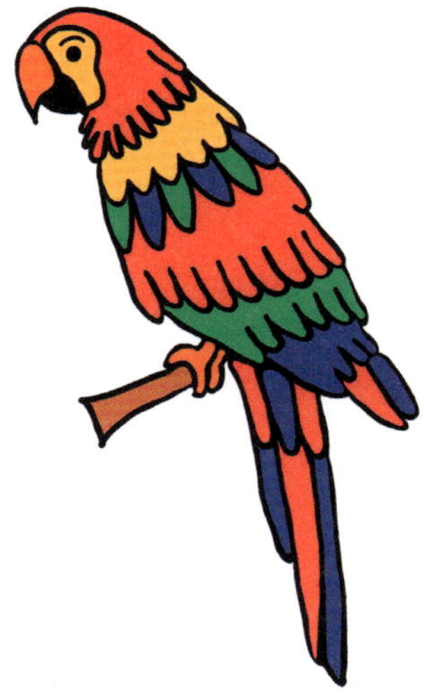

Übungsanleitung

Ich lese dir nun wieder Worte vor und du bist der Papagei und sprichst sie mir einfach nach.

Kl

Klammer, Klavier, Klecks,
Klee, Kleid, klein, Klingel,
Klo, Clown, Klebstoff, Klang,
Klasse, Klettverschluss, Klötze,
Klettergerüst, Klöße, klatschen

Kn

Knie, Knoblauch, Knochen,
Knödel, Knopf, Knoten, Knabe,
Knall, Knete, Knut, Knospe

Kw

Quadrat, Qualle, Quark, Quelle,
Quirl, Quittung, Quartett,
Qualm, Quarz, Quaste,
Querflöte, Quintett, Quitten

Kr

Krake, Krabbe, Kragen, Krähe,
Kraft, Kran, Kram, Kranz,
Krawatte, Krebs, Kreis, Kreuz,
Kreuzspinne, Kristall, Krokodil,
Krokus, Krone, Kröte, Krug,
Krücke

Ks

Xylophon, Axt, Boxer,
Hexe, Lexikon, Mixer, Nixe,
Frühstücksei, Keks, Klecks,
Rucksack, Büchse, Dachs,
Eidechse, Fuchs, sechs,
Sechseck, Geburtstagstorte,
Vergrößerungsglas, Max,
Wachsmalkreide, Taxi, Sachsen

Übungsziel

Stabilisierung des Lautes **K** auf Wortebene vor Konsonant. Die Kinder sollen die Worte korrekt wiederholen. Schulkinder können die Worte natürlich selbst lesen.

An welcher Jacke fehlt dieser Knopf?

Übungsanleitung

Hier siehst du zwei Jacken und darunter die dazugehörigen Knöpfe.
Finde heraus welcher Knopf an welche Jacke gehört und verbinde sie.
Übungssatz: Dieser Knopf gehört an diese Jacke ...

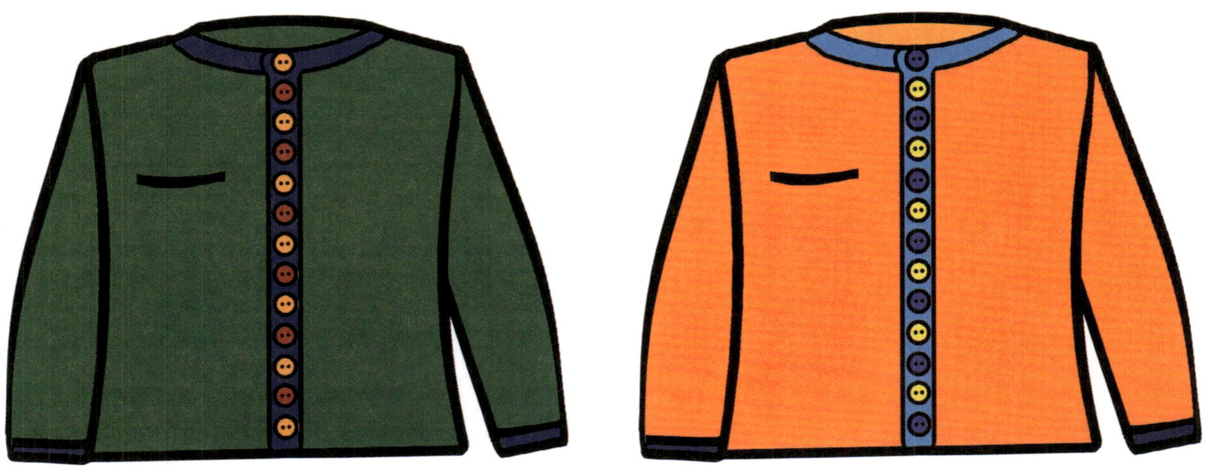

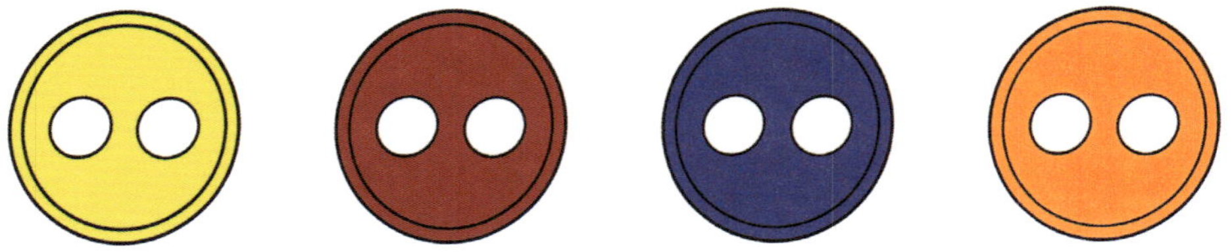

Übungsziel

Stabilisierung des Lautes **K** in der Konsonantenverbindung „Kn“.

Kärtchen geklaut!

Übungsanleitung

Die Kärtchen werden ausgeschnitten und offen auf den Tisch ausgelegt. Ein Mitspieler ist der Dieb, die anderen machen die Augen zu. Der Spieler der an der Reihe ist nimmt nun ein Kärtchen, versteckt es hinter seinem Rücken und ruft „Kärtchen geklaut“. Nun dürfen die anderen die Augen wieder öffnen. Wer als erster errät, welches Kärtchen geklaut wurde, darf es benennen und an sich nehmen. Sieger ist, wer die meisten Kärtchen hat.

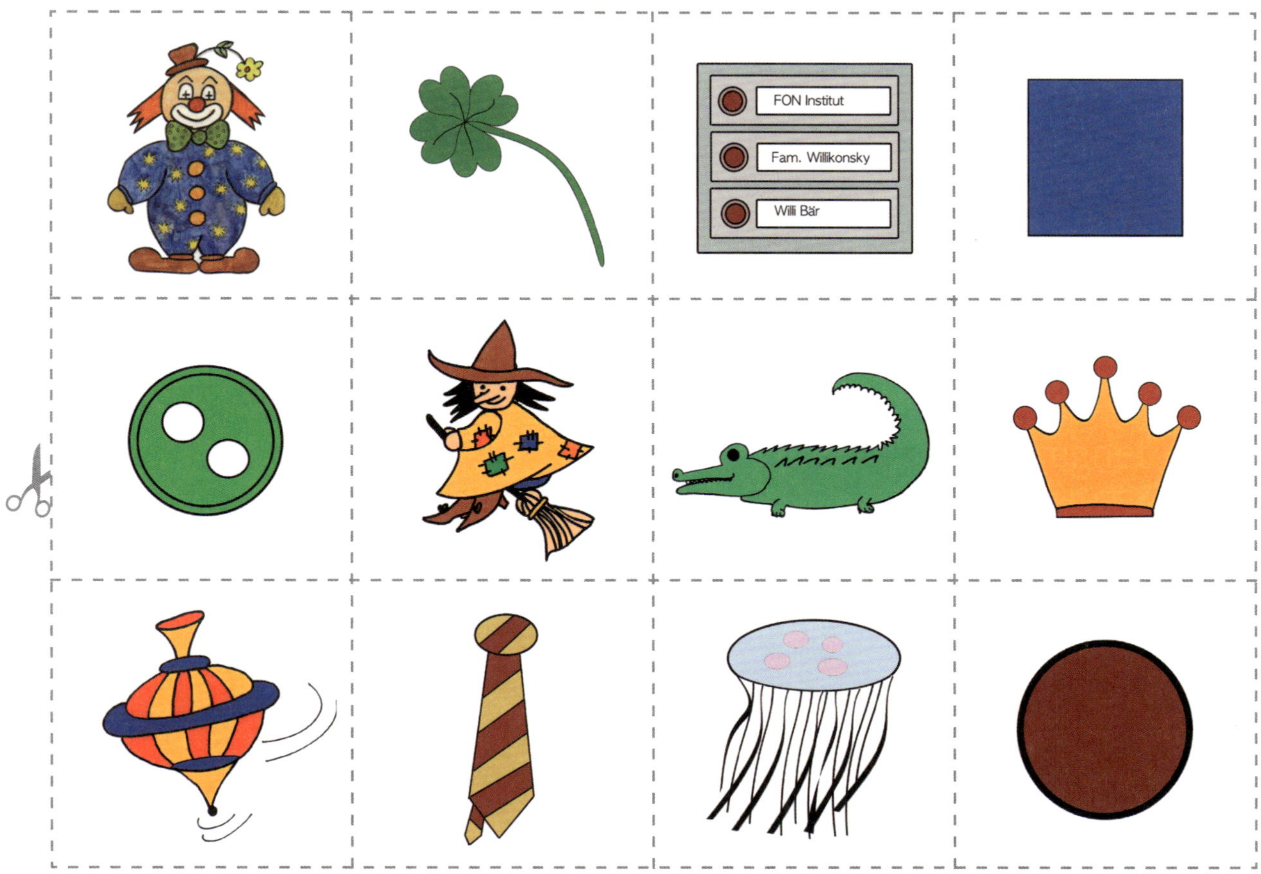

Übungsziel

Stabilisierung des Lautes **K** in Konsonantenverbindungen gemischt.
Übungsworte: Clown, Klee, Klingel, Quadrat, Knopf, Hexe, Krokodil, Krone, Kreisel, Krawatte, Qualle, Kreis

Papagei
K-Übungssätze

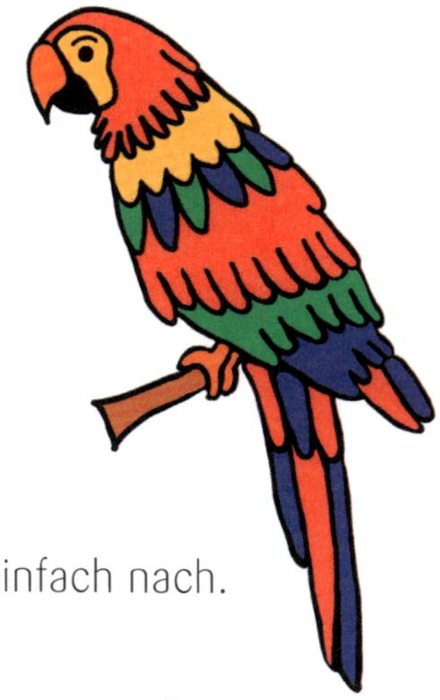

Übungsanleitung

Ich lese dir nun Sätze vor und du bist der Papagei und sprichst sie mir einfach nach.

Kaiser Karl konnte keine
Kümmelkörner kauen.

Bäcker Bürger backt
köstlichen Kirschkuchen.

Kleine Kinder können keine
Kirschkerne knacken.

Karl der Käfer krabbelt im
Kohlenkeller.

Käte kann guten
Käsekuchen backen.

Claudia kaut gerne
klebriges Kaugummi.

Oh, du alter Kakadu,
mach mal Deine Klappe zu!

Kleine Klapperschlangen
können gut klappern.

Kleine Kätzchen können
klasse klettern.

Was wachst Max?
Max wachst Wachsmasken.

Der Zweck hat den Zweck
den Zweck zu bezwecken.

Klaus Knopf liebt Knödel
und Kartoffelklöpse.

Die Boxer der Meisterklasse
boxen sich zu Kleistermasse.

Es klebt im Kannenset
Kartoffelpufferpfannenfett!

Der Kölner Kaplan klebt
Pappplakate an die Kirche.

Bismarck biss Mark,
bis Mark Bismarck biss!

Klitzekleine Katzen kratzen
im Katzenkasten.

Das Krümelmonster liebt
knusprige Kekse.

Mit Kleie und Keim kann
ein kleines Korn keimen.

Übungsziel

Stabilisierung des Lautes **K** auf Satzebene. Die Kinder können die Sätze korrekt wiederholen. Schulkinder können die Worte natürlich selbst lesen.

Auf dem Markt
Erzählbild

Übungsanleitung

Erzähle mir doch einmal was du hier auf diesem Bild siehst.

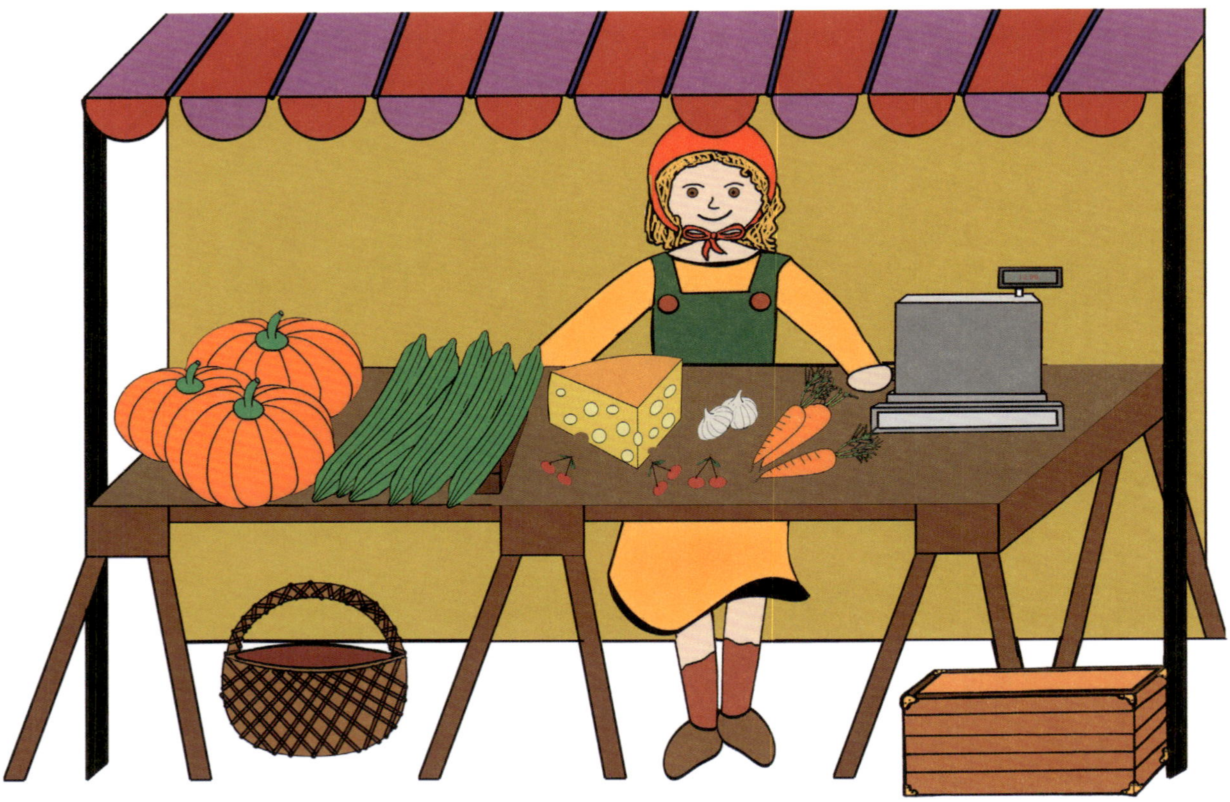

Übungsziel

Ziel dieser Übung ist die Lautstabilisierung **K** auf Satzebene.
Sie können sich natürlich viele weitere Fragen ausdenken.

Zum Beispiel:

Was kaufst du? Antwort: Ich kaufe ...
Was kostet das? Antwort: Ein Kilo Kartoffeln kosten zwei Mark/zwei Franken
Was wird am Markstand verkauft? Antwort: Die Verkäuferin verkauft Gurken, Kürbisse ...

K-Gedichte und K-Lieder

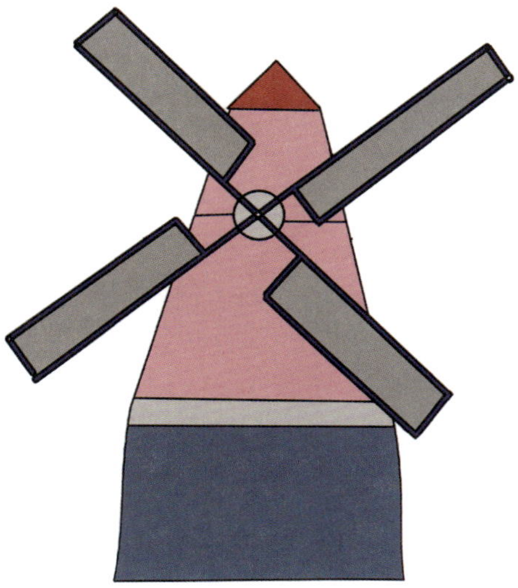

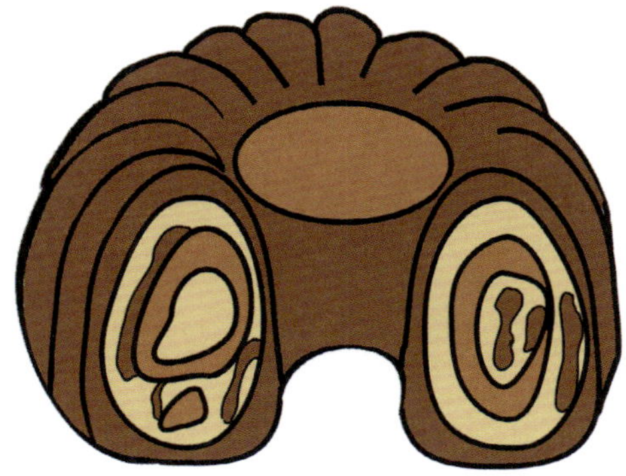

Es klappert die Mühle am
rauschenden Bach, klipp klapp.

Bei Tag und bei Nacht ist der
Müller stets wach, klipp klapp.

Er mahlet uns Korn zu dem
kräftigen Schrot, und haben wir
solches, so hat's keine Not.

Klipp klapp, klipp klapp,
klipp klapp!

Backe backe Kuchen,
der Bäcker hat gerufen.

Wer will guten Kuchen backen,
der muss haben sieben Sachen:

Butter und Schmalz,
Zucker und Salz,
Milch und Mehl,
Safran macht den Kuchen gehl!

Meine Mi meine Mo meine Mutter schickt mich her,
ob der Ki ob der Ko ob der Kuchen fertig wär,
wenn er ni wenn er no wenn er noch nicht fertig wär,
käm ich mi käm ich mo käm ich morgen wieder her.

Übungsziel

Stabilisierung des Lautes **K** auf Textebene.

Koki das kleine Krokodil und die Kokosnuss Lesetext

Übungsanleitung

Lese die folgende Geschichte laut vor und achte dabei auf jeden **K**-Laut.

Koki das kleine Krokodil kauerte im Kleinholz und schrie: „Ich kenne schon Karotten, Kaba und Kaffee, sogar Käse knabberte ich schon, auch Knödel und Coca-Cola – doch nie eine Kokosnuss. Denn ich kann nicht klettern wie King Kong Affe Klaus und komme darum nicht an die Kokosnüsse. Ich koche auch Kokosnussuppe mit Kartoffeln für den, der mir eine Kokosnuss klaut."

„Tauschst du auch gegen einen Kuss?" rief Koala Kai, der auf einer Kokosnusspalme saß und cool an einer Kokosnuss aß.

„Ein Krokodil das einen Koala küsst? Ich glaub du bist komplett verrückt" konterte Koki kurz und knapp. Doch Koala Kai ließ nicht locker: „Kuss oder keine Kokosnuss – was ist dir lieber?"

Da kam Koki das kleine Krokodil aus dem Kleinholz um den kecken Koala Kai zu küssen. Der aber kletterte rasch davon und krähte: „Kein Krokodil wird je einen Koala küssen."

Maximilian Köper

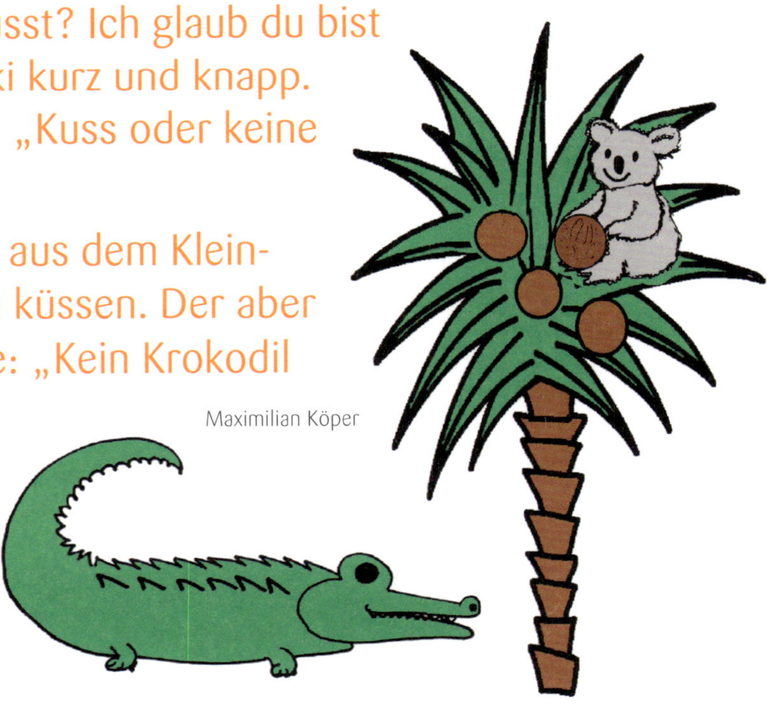

Übungsziel

Stabilisierung des Lautes **K** auf Textebene.

Koffer packen

Übungsanleitung

Reihum darf jeder Spieler einen Gegenstand mit in den Koffer packen. Bedingung ist, dass dieser Gegenstand ein **K** im Namen enthält. Alle Mitspieler sitzen im Kreis. Einer beginnt zum Beispiel mit dem Satz: **„Ich packe Socken in meinen Koffer“** Der nächste Spieler wiederholt den Satz und fügt etwas hinzu: **„Ich packe Socken und einen Keks in meinen Koffer“.** Sagt ein Spieler etwas Falsches oder kommt nicht weiter, scheidet er aus. Sieger ist der Spieler, der als letzter im Rennen geblieben ist.

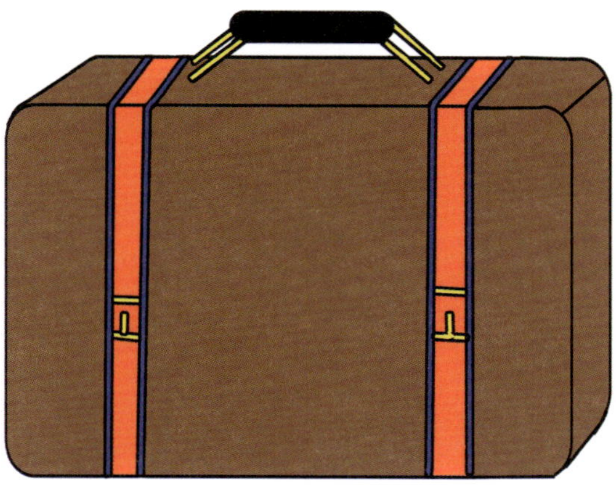

Übungsziel

Stabilisierung des Lautes **K** in der gelenkten Rede.

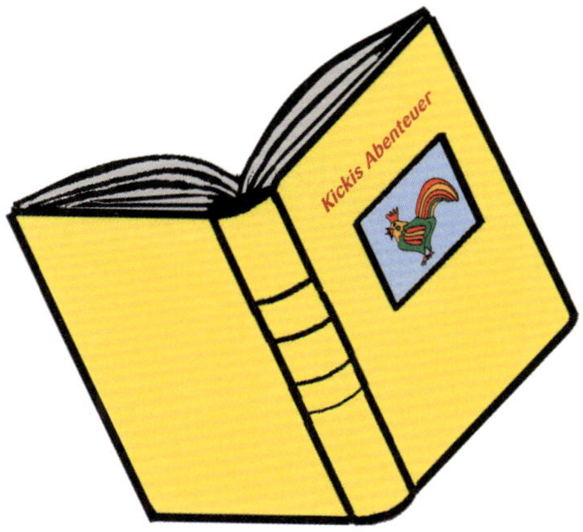

Kicki erzählt eine Geschichte

Übungsanleitung

Es wird eine Geschichte erzählt oder vorgelesen. Nun soll das Kind in die Rolle von Kicki schlüpfen, der den anderen Tieren auf dem Bauernhof die Geschichte weiter erzählt. Dabei soll es auch auf die **K**-Bildung achten. Möglich ist hier z.B. ein Zeichen zu vereinbaren, wenn der **K**-Laut in dieser Übung falsch ausgesprochen wurde oder zu klingeln/zu buzzern.

Hinweis: Die Spontansprache sollte niemals korrigiert werden, da dies einen Verlust der Sprechfreude zur Folge haben kann. Wenn aber bei einem bestimmten Spiel oder einer Übung die Korrektur mit dem Kind vereinbart wurde, ist dies kein Problem.

Übungsvarianten:

1. Das Kind denkt sich eine Geschichte aus und achtet dabei auf die **K**-Bildung.
2. Es wird ein bestimmter Zeitrahmen bestimmt, z.B. beim Frühstück oder auf dem Weg in den Kindergarten/ die Schule, in dem das Kind auf die **K**-Bildung achtet.

Übungsziel

Transfer des Lautes **K** in die Spontansprache.

Übungsaufgabe für Zuhause
Das ist Kicki, der kleine Krachmacher

Übungsanleitung

Das ist der Hahn Kicki, er ist ein kleiner Krachmacher „kikeriki“ .
Male Kicki bunt an.

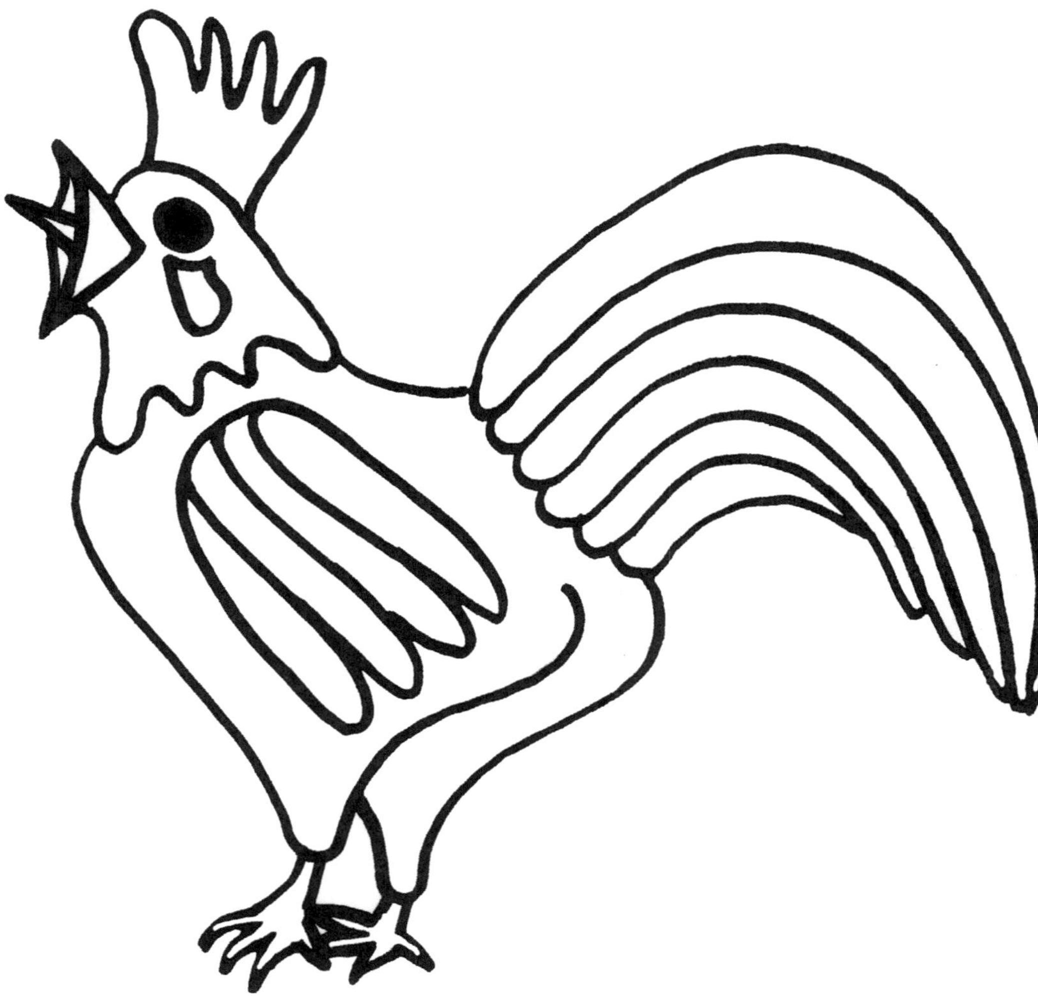

Übungsziel

Kennenlernen des Lautes **K**.
Lautebene: **K** · Silbenebene: **Kicki, kikeriki** · Wortebene: **klein, Krachmacher**
Satzebene: **Kicki, der klein Krachmacher kräht: kikeriki.**

Übungsaufgabe für Zuhause
Kicki sammelt Eier

Übungsanleitung

Kicki, der kleine Krachmacher fliegt zu den Hennen um Eier abzuholen.
Du fährst mit einem Stift den Flug zu den Eiern nach und sagst dabei laut die jeweilige Silbe, also ka, ke ,ki, ko oder ku.

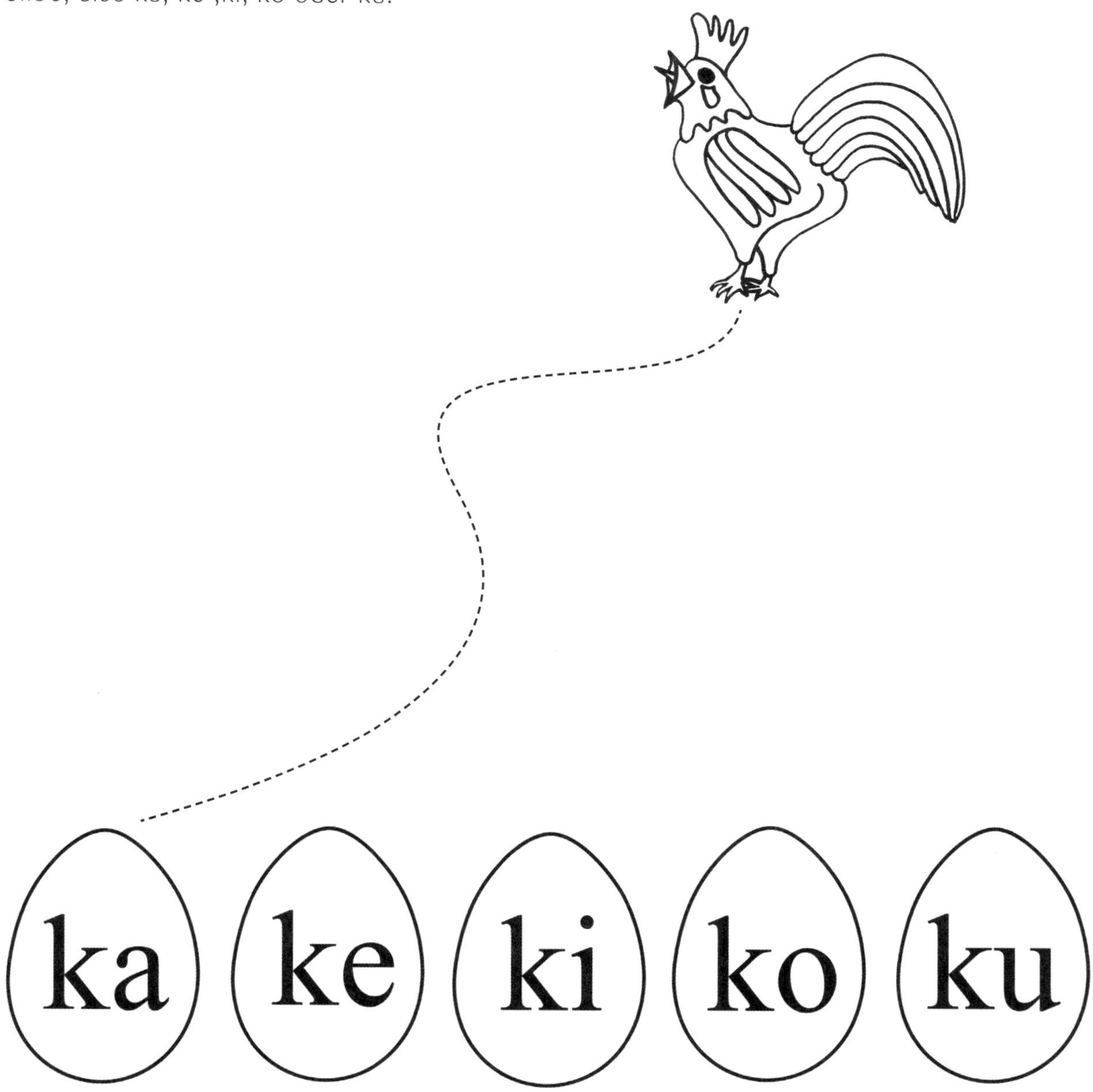

Übungsziel

Stabilisierung des Lautes **K** auf Silbenebene.

Übungsaufgabe für Zuhause
K-Übungsworte

Übungsanleitung

Bitte benenne die folgenden Bilder.

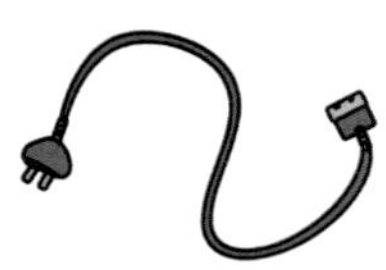
Kabel

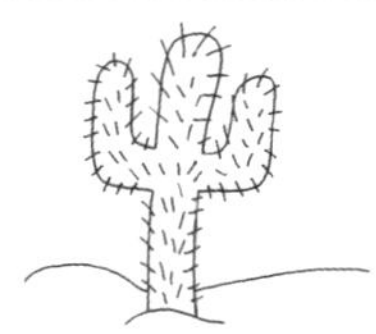
Kaktus

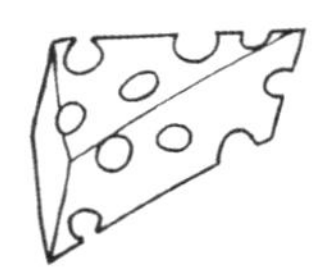
Käse

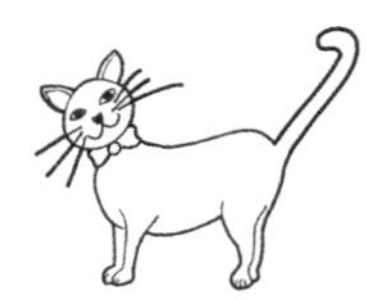
Katze

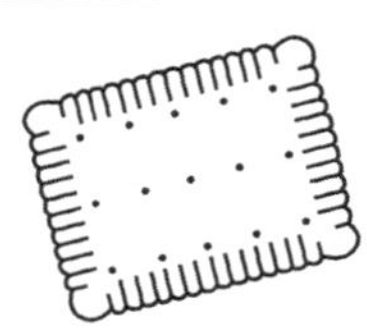
Keks

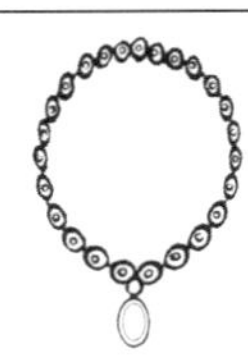
Kette

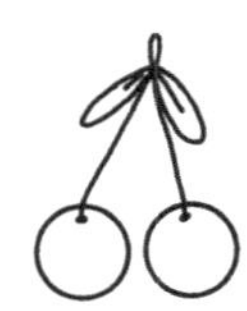
Kirsche

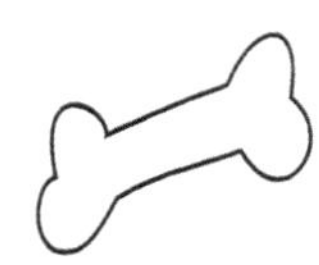
Knochen

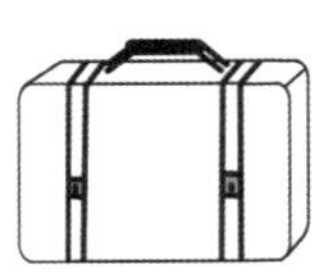
Koffer

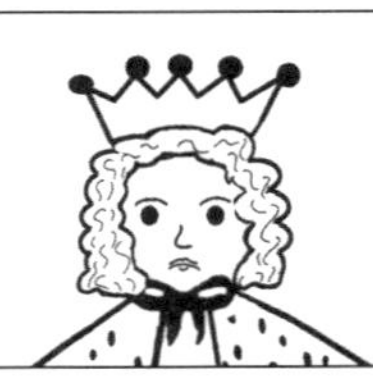
König

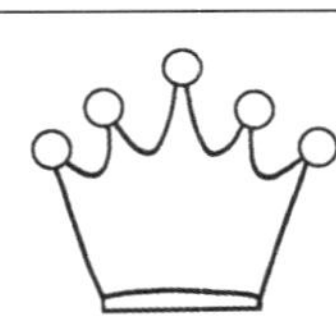
Krone

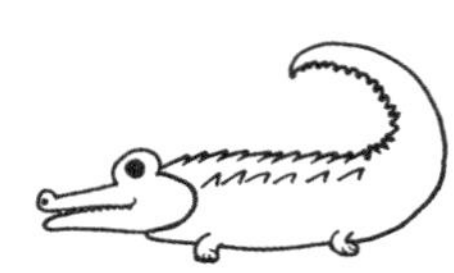
Krokodil

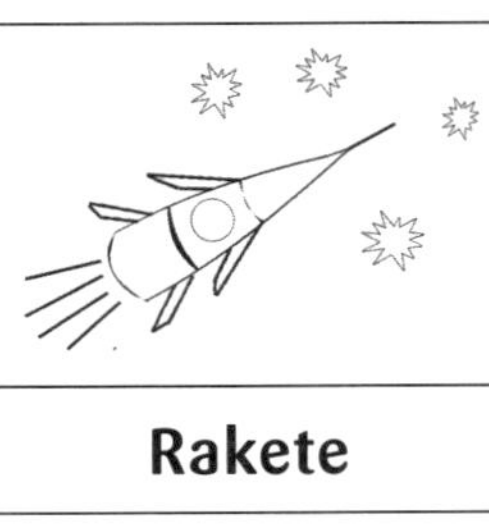
Rakete

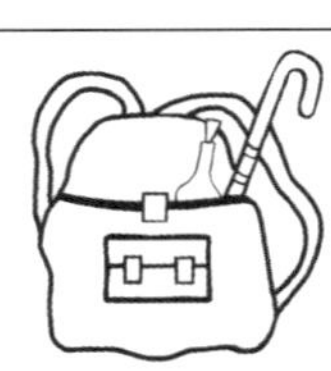
Rucksack

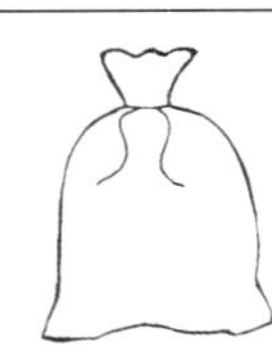
Sack

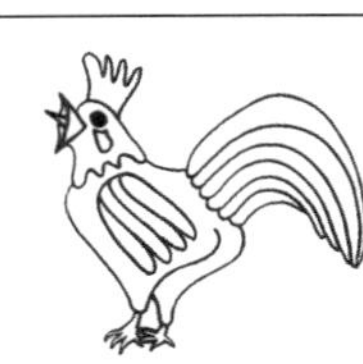
Kicki

Übungsziel

Stabilisierung des Lautes **K** auf Wortebene.